Vorbemerkung

Der Autor dieses Buches gibt hier keine medizinischen Empfehlungen. Er verordnet weder direkt noch indirekt den Einsatz einer Methode im Sinne einer medizinischen Behandlung. Die Absicht des Autors ist es, dir eine spirituelle Möglichkeit zu eröffnen, mit der du in die Lage versetzt wirst, dich auf geistigem Wege zu heilen. Für den Fall, dass du eine oder mehrere Anleitungen dieses Buches für dich anwendest, so behandelst du dich selbst. Autor und Verleger übernehmen in diesem Fall keinerlei Verantwortung für dein Tun und dessen Folgen.

„Wenn wir nicht an das Alter denken würden, an schwache Augen, an Unvollkommenheiten des Körpers, so würde sich solches niemals in physischer Form manifestieren.
Unser Körper erneuert sich allezeit, es ist wirklich eine Auferstehung. Diese Auferstehung findet in der ganzen Menschheit alle neun Monate statt. Wir drücken das auf unsere Körperzellen durch unsere Gedanken aus, durch unsere Gefühle und unsere Worte. Wir sind unsere eigenen Betrüger. Wir betrügen den Christus mit dem einzigen Wort „ich kann nicht" jedes mal, wenn wir es sagen. Jedes mal, wenn wir ein einziges negatives Wort sagen, betrügen wir den Christus in uns.
Lasst uns also den Christus erheben, den Körper segnen für seinen Dienst, Lob und Dank sagen für die zahllosen Segnungen und die lebendige Offenbarung sein für das Gesetz, jeden Augenblick!"

Aus: Baird Spalding, Leben und Lehren der Meister im Fernen Osten, Band 5, Kapitel 7

Inhaltsverzeichnis

Vorwort

„Was soll ich machen? Wo fange ich an?“ Diese immer wieder gestellten Fragen führten mich dazu, die ganze Heilarbeit erneut zu strukturieren.
In meiner Arbeit kannst du eine bestimmte Entwicklung feststellen. Lange Zeit bemerkte ich gar nicht, dass jemand, der am Anfang mit der Heilarbeit bei sich selbst und seinen Lieben steht, nicht dort beginnen kann, wo diejenigen arbeiten, die mit mir den Weg der Heilung schon eine Strecke gegangen sind.
Die Belastungen, der so viele Menschen (und auch Tiere) ausgesetzt sind, sind so zahlreich, dass man wirklich oft ratlos dasteht. Um alle Übel aufzulisten, bedürfte es eines Buches mit über tausend Seiten.

Das Grundübel aller Disharmonien des Körpers bei Mensch und Tier, **liegt** nach meiner Meinung, neben den Urmüttern aller Krankheiten nach Hahnemann (Psora, Sykose und Syphilis), **in den Impfungen.**
Im Laufe meiner langjährigen Tätigkeit stellte ich fest, dass viele Drüsen bei allen Menschen, die zu mir kamen, teilweise oder ganz blockiert waren. Überall dort, wo es blockierte Drüsen gab, waren auch die Enzym-Produktionsstätten blockiert. Deshalb die Durchlichtung u.a. aller Drüsen und Enzym-Produktionsstätten in meinen Büchern „Vollkommenheit ist angesagt“, „Heilung“ und „Vollendung“.
Ein Körper kann nur mit Hilfe u.a. von Hormonen und

Enzymen regenerieren. Wenn aber Drüsen und Enzym-Produktionsstätten blockiert sind, dann fehlen dem Körper die notwendigen Bausteine (Hormone und Enzyme), wie bei einem Hausbau Steine und Mörtel.
Bei der Reinigung der Körperflüssigkeiten stellte ich fest, dass die Gehirnflüssigkeit immer wieder aufs Neue verunreinigt war.
(Jeden Tag werden bei einem Erwachsenen etwa 0,7 Liter Gehirnflüssigkeit gebildet. Ich nehme an, dass es ins Lymphsystem diffundiert.)
Jeden Tag verunreinigen auch die Lymphknoten, die Drüsen und die Enzym-Produktionsstätten und vieles mehr.

Als ich bei mir alle körperschädigenden Impferreger eliminiert hatte, blieb die Gehirnflüssigkeit sauber.

Hinweis: Impfen, Sinn und Unsinn. Vortrag von Anita **Petek-Dimmer**. Es lohnt sich, diesen Vortrag im Internet anzuschauen.
Am Folgenden kannst du selbst beurteilen, wie weit die Schulmedizin ist.

1. Beispiel:
Ist eine Frau in den Wechseljahren, so bekommt sie vom Arzt bzw. Ärztin Hormone verschrieben, weil bestimmte Drüsen nicht mehr nach der göttlichen Ordnung arbeiten. Etwa im Jahre 2005 gab es von der Ärztekammer (Deutschland) einen Rundbrief an die Ärzteschaft, Frauen nicht länger als neun

Monate (das ist eine ungefähre Zahl), die sonst üblichen Hormone zu verabreichen, weil sich das Brustkrebs-Risiko verzehnfachte.
Hör dich einmal um, wie es in deiner Umgebung immer noch gehandhabt wird.

2. Beispiel:
Wenn die Schilddrüse nicht mehr richtig arbeitet, bekommst du von der Schulmedizin Schilddrüsen-Hormone. Das ist auch gut so.
Aber es geht auch anders.

3. Beispiel:
Schulmediziner behaupten immer noch, dass die Thymusdrüse eines Menschen im Laufe der Jahre degeneriert. Vielleicht degeneriert sie durch die verunreinigte Gehirnflüssigkeit.

Hier nun die Hilfe, die vielleicht schon so mancher erwartet hat.
Um nachhaltig heil zu werden bzw. zu bleiben, beginne mit dem folgenden Kapitel:

Also

- Auflösung aller körperschädigenden Impferreger,
- Auflösung der Psora,
- Auflösung der Sykose,
- Auflösung der Syphilis,
- Auflösung von Herpes Simplex und Herpes Zoster,
- Auflösung von Kopf- und Wundrosen,
- Auflösung von Eppstein-Bar-Virus,
- Auflösung von Windpocken,
- Auflösung von Röteln,
- Auflösung von Tuberkulose, Malaria, Pilzen und Trichomonaden etc.,
- Eliminierung von Quecksilber-Verbindungen, Blei, Kupfer, Teflon, Kochtopf- und Bratpfannen Schwermetalle etc.,
- Eliminierung und Auflösung von Parasiten,
- Auflösung aller körperschädigenden Ablagerungen,
- Auflösung aller Störfaktoren und störenden Stoffe.

In der Neuauflage des Buches „Heilung-Ich bin bereit“ findest du die **Psora, Sykose, Syphilis** etc. in ausführlicher Form und weitere Anregungen.

Natürlich kannst du auch vorher schon akute Disharmonien angehen. Das ist selbstverständlich.
Vergiss aber die „Urmütter“ aller Krankheiten (Hahnemann: Psora, Sykose und Syphilis) nicht.
Lass dir Zeit und mach täglich, oder alle zwei bzw. drei Tage, eine Sache, oder auch einmal in der Woche.
So kannst du in deinem Maß die Zellen deines Körpers entlasten. Je freier deine Zellen sind, je vollkommener sie schwingen, um so besser kann sich dein Körper regenerieren, dein Immunsystem wirken.
Es gibt viele, die mit mir den Weg der Heilung gehen; die das in meinen Büchern festgehaltene Gedankengut, für sich und andere mit großem Erfolg anwenden.

Wenn du die körperschädigenden Impferreger eliminiert hast, brauchst du nur noch 13 mal das **Kapitel 1 für Anfänger** aus dem Buch „Das Juwel erwacht 1“ oder **Kapitel 1** aus dem Buch „Vollendung“ zu lesen, um deine Drüsen und Enzym-Produktionsstätten nachhaltig frei zu machen. Dann stehen deinem Körper immer genügend Hormone und Enzyme zur Verfügung.

Ein großes Thema ist auch die **Radioaktivität**.
Neben den Atombomben von Hiroshima und Nagasaki, den ober- und unterirdischen Atombomben-Versuchen der wettrüstenden Staaten, kamen 1986 und 2011 noch die Atomkatastrophen von Tschernobyl und Fukushima hinzu, die dem organischen Leben stark zusetzen (Krebs, Tumore etc.). Deswegen folgt hier auch ein eigenes Kapitel, womit du dir und deinen Lieben wirksam helfen kannst.

Abwehr

Cornelia erzählte mir, dass sie während einer Meditation ihren Körper scannte.
Sie wanderte durch ihren Körper, fand die auffälligste Stelle, die Thymusdrüse und trat mit ihr in Kommunikation.
Sie beobachtete sie und schaute sie genauer an.
Die Thymusdrüse fühlte sich zusammengezogen an und sah auch so aus, verdichtet und dunkel.
Was sollte sie tun?
„Ist das der normale Zustand?", fragte sie ihre Thymusdrüse.
„Möchtest du mir deine Geschichte erzählen, die zu diesem Zustand führte?"
Cornelia sah ein Kind, dass durch eine mächtige Autorität (Vater, Lehrer etc.) eingeschüchtert wurde.
Dieser enorme psychische Druck hatte zur Folge, dass sich ein Abwehrorgan, in diesem Fall die Thymusdrüse, zusammenzog, verkrampfte und verklebte.

Das Gesetz der Anziehung:
Der Körper will sich heilen, die Spiegelung desselben Themas auf seiner Ebene.
Da aber das System geschwächt ist, kommt es immer wieder zu autoritätischem Druck, der es stetig verkrampfter werden lässt. Und so kommt es zu keiner Auflösung, sondern zu einer verstärkten Verkrampfung.

Es wäre interessant zu prüfen, ob einschüchtern etwas mit schüchtern zu tun hat.
Wenn das stimmt, kann man bei schüchternen Personen davon ausgehen, dass sie starken Autoritäten ausgesetzt waren.

Auch die Einschüchterer sind schüchtern, sie haben nur die Rollen getauscht.
Hier endete die Geschichte.

Nun wandte sich Cornelia dem Organ zu, indem sie Licht und Liebe in die Thymusdrüse atmete. Sie führte ihr Energie zu.
Der Thymus entfaltete sich wie ein Brotteig, der sich ausdehnte.
Danach machte Cornelia eine Vergebung mit allen Einschüchterern und mit allen, die sie eingeschüchtert hatte.

Auswirkungen von Verurteilungen und Kritik

Ich bin die göttliche Gegenwart, die jetzt alle Macht, die ich Menschen und Institutionen, z.B. durch Verurteilungen und Kritik übertragen habe, zurückholt zu mir.
Ich bin die göttliche Gegenwart, die jetzt alle Fremdenergien von Menschen und Institutionen, die noch in mir sind, herauszieht aus mir, aus meinem ganzen Sein, und ich überstelle sie jetzt all den Menschen und Institutionen, zu denen sie gehören.

Bewusstsein und Abgrenzung

Ich bin die göttliche Gegenwart, die meine göttliche Gegenwart immer dann sichtbar werden lässt, wenn ... *(setze hier den Namen ein)* sich gedanklich und emotional mit mir verbindet, bewusst und unbewusst, den ganzen Tag und die kommende Nacht.
(Nach einiger Zeit kannst du 7 Tage und 7 Nächte nehmen.)

Chakren öffnen bzw. schließen

Ich bin die göttliche Gegenwart, die jetzt alle meine Chakren auf das für mich richtige Maß öffnet bzw. schließt.

Ich bin die göttliche Gegenwart, die jetzt alle meine Chakren göttlich vollkommen reinigt und heiligt, aktiviert, in der rechten Weise andreht und auf optimale Geschwindigkeit bringt.

Ich bin die göttliche Gegenwart, die jetzt diesen göttlich vollkommenen Zustand in mir aufrecht erhält.

Elektomagnetisches Feld

„Ich bin die göttliche Gegenwart, die jetzt mein elektromagnetisches Feld göttlich vollkommen harmonisiert, für 30 Tage und 30 Nächte und darüber hinaus, bis ich aufgestiegen und frei bin."

Entgiftung

Aus dem Film **„MAN FROM EARTH"**.
Wie könnte er, der Mann der Erde, 14.000 Jahre überlebt haben? Die Antwort des Biologen:
„Perfekte Regeneration der vorhandenen Zellen, vor allem in den lebenswichtigen Organen. Der menschliche Organismus scheint für eine Lebensdauer von etwa 190 Jahren geschaffen zu sein. Die meisten sterben an frühzeitiger Vergiftung... Die Zellen der Bauchspeicheldrüse erneuern sich alle 24 Stunden, die der Magenschleimhaut alle drei Tage und der ganze Körper alle 7 Jahre. Gelänge dem Immunsystem die perfekte Entgiftung, dann könnte er 190 Jahre durchhalten."

Dein Körper ist wirklich göttlich vollkommen. Wie könnte er sonst mit all den Umweltgiften, die du durch Wasser, Nahrung und Luft zu dir nimmst, fertig werden? Hinzu kommen noch die Impfungen und Medikamente.
Ich hörte einmal im Radio, dass alle über 60 oder 65-jährigen in Deutschland, ich weiß es nicht mehr genau, mehr als 10 Tabletten täglich zu sich nehmen.
Mein erster Gedanke war: Was müssen die gesund sein, dass das der Körper aushält.
Ich selbst tendiere dahin, dass wir uns nicht begrenzen sollten, auch nicht auf 190 Jahre. Wer Spalding gelesen hat, weiß, was ich meine.

Der Regeneration muss die Entgiftung vorausgehen. Im nachfolgenden Text sind nur die Körper berücksichtigt. Du kannst natürlich auch die einzelnen DNS-Stränge, Gene und Chromosomen nach diesem Muster entgiften und auch alle Organe einzeln oder zu mehreren.

Entgiftung

Ich bitte dich, du meine geliebte allmächtige Gegenwart Gottes ICH BIN in mir, schütze und führe mich, segne mich und mein Tun. Segne meine Familie, alle Menschen, Mutter Erde und alles Sein auf und in ihr und um sie herum. Ich bitte um Liebe, Licht und Heilung für mich (und für ... Setze hier die Namen deiner Lieben ein!).

Alles, was ich für mich erbitte, erbitte ich auch für ... *(Setze hier die Namen deiner Lieben ein! Es geschieht wirklich bei dir und bei allen, die du mit einbeziehst).*

Entgiftung des Immun- und Lymphsystems

Ich bin die göttliche Gegenwart, die euch, ihr meine Egos *(und ihr Egos all derer, die ich mit einbezogen habe)* **jetzt gebietet: Begebt euch sofort in Gott hinein!**
Ich bin die göttliche Gegenwart, die jetzt jede Zelle aller meiner Egos *(und jede Zelle der Egos all derer, die ich mit einbezogen habe)* **mit Gott verbindet.**

Ich bin die göttliche Gegenwart, die jetzt jede Zelle aller meiner Egos *(und jede Zelle der Egos all derer, die ich mit einbezogen habe)* in den Strom der göttlichen Liebe einbindet.

Ich bin die göttliche Gegenwart, die alle lebensspendenden und lebenserhaltenden Depots, alle Hormon- und Enzym-Depots, alle zellerneuernden und zellverjüngenden Depots, in jeder Zelle aller Körper, Systeme, Organe, Körperflüssigkeiten, DNS-Stränge, Gene und Chromo-somen, in der Gesamtheit des ganzen menschlichen lebenden Wesens auf das göttlich vollkommene Maß auffüllt und ausschüttet – jetzt, in mir *(und in all denen, die ich mit einbezogen habe).*

Ich bin die göttliche Gegenwart, die jetzt alle zur perfekten Entgiftung und vollständigen Eliminierung und Auflösung sämtlicher Urheber und Boten aller Störfaktoren, störenden Stoffe, aller Schadstoffe jeglicher Art, aller körperschädigenden Ablagerungen jeglicher Art und deren Auswirkungen im intra- und extrazellulären Bereich, ganz besonders in jeder Zelle des gesamten **Immunsystems, des Lymphsystems,** aller Lymphorgane, Lymphknoten, Lymphflüssigkeiten und in allen Transitstrecken des **physischen Körpers,** notwendigen Enzyme, Co-Enzyme, proteolytischen Enzyme, Hormone und alle sonst noch benötigten Enzyme, Stoffe, Gottesflammen und Photonen in göttlich vollkommenem Maße produziert und ausschüttet in mir *(und in all denen, die ich mit einbezogen habe).*

Für den **physischen Körper** setzt du jetzt:

2. **Äther- und des Fühlkörpers**
3. **psychischen und des Denkkörpers**
4. **Schmerzkörpers und der Gesamtheit des ganzen menschlichen lebenden Wesens**

ein. Fülle aber jedes mal die Hormon und Enzym-Depots auf.

Entgiftung des Blutsystems

Ich bin die göttliche Gegenwart, die jetzt jede Zelle aller meiner Egos *(und jede Zelle der Egos all derer, die ich mit einbezogen habe)* in den Strom der göttlichen Liebe einbindet.

Ich bin die göttliche Gegenwart, die alle lebensspendenden und lebenserhaltenden Depots, alle Hormon- und Enzym-Depots, alle zellerneuernden und zellverjüngenden Depots, in jeder Zelle aller Körper, Systeme, Organe, Körperflüssigkeiten, DNS-Stränge, Gene und Chromosomen, in der Gesamtheit des ganzen menschlichen lebenden Wesens auf das göttlich vollkommene Maß auffüllt und ausschüttet – jetzt, in mir *(und in all denen, die ich mit einbezogen habe).*

Ich bin die göttliche Gegenwart, die jetzt alle zur perfekten Entgiftung und vollständigen Eliminierung und Auflösung sämtlicher Urheber und Boten aller Störfaktoren, störenden Stoffe, aller Schadstoffe jeglicher Art, aller körperschädigenden Ablagerungen jeglicher Art und deren Auswirkungen im intra- und extrazellulären Bereich, ganz besonders in jeder Zelle aller **Arterien und Venen**, des ganzen Blutsystems und des Blutes und in allen Transitstrecken **des physischen Körpers,** notwendigen Enzyme, Co-Enzyme, proteolytischen Enzyme, Hormone und alle sonst noch benötigten Enzyme, Stoffe, Gottesflammen und Photonen in göttlich vollkommenem Maße produziert und ausschüttet in mir *(und in all denen, die ich mit einbezogen habe).*

Ich bin die göttliche Gegenwart, die alle lebensspendenden und lebenserhaltenden Depots, alle Hormon- und Enzym-Depots, alle zellerneuernden und zellverjüngenden Depots, in jeder Zelle aller Körper, Systeme, Organe, Körperflüssigkeiten, DNS-Stränge, Gene und Chromosomen, in der Gesamtheit des ganzen menschlichen lebenden Wesens auf das göttlich vollkommene Maß auffüllt und ausschüttet – jetzt, in mir *(und in all denen, die ich mit einbezogen habe).*

Für den physischen Körper setzt du jetzt:

2. **Äther- und des Fühlkörpers**
3. **psychischen und des Denkkörpers**
4. **Schmerzkörpers und der Gesamtheit des ganzen menschlichen lebenden Wesens**

ein. Fülle aber jedes mal die Hormon und Enzym-Depots auf.

Entgiftung aller Nervensysteme

Ich bin die göttliche Gegenwart, die jetzt jede Zelle aller meiner Egos *(und jede Zelle der Egos all derer, die ich mit einbezogen habe)* in den Strom der göttlichen Liebe einbindet.

Ich bin die göttliche Gegenwart, die alle lebensspendenden und lebenserhaltenden Depots, alle Hormon- und Enzym-Depots, alle zellerneuernden und zellverjüngenden Depots, in jeder Zelle aller Körper, Systeme, Organe, Körperflüssigkeiten, DNS-Stränge, Gene und Chromosomen, in der Gesamtheit des ganzen menschlichen lebenden Wesens auf das göttlich vollkommene Maß auffüllt und ausschüttet – jetzt, in mir *(und in all denen, die ich mit einbezogen habe).*

Ich bin die göttliche Gegenwart, die jetzt alle zur perfekten Entgiftung und vollständigen Eliminierung und Auflösung sämtlicher Urheber und Boten aller Störfaktoren, störenden Stoffe, aller Schadstoffe jeglicher Art, aller körperschädigenden Ablagerungen jeglicher Art und deren Auswirkungen im intra- und extrazellulären Bereich, ganz besonders in jeder Zelle aller **Nervensysteme,** Nervenzentren, Nervenbahnen, Nervenenden, des Rückenmarks, des Stammhirns, des limbischen Systems, der Großhirnrinde und aller Synapsen, des **physischen Körpers,** notwendigen Enzyme, Co-Enzyme, proteolytischen Enzyme, Hormone und alle sonst noch benötigten Enzyme, Stoffe, Gottesflammen und Photonen in göttlich vollkommenem Maße produziert und ausschüttet in mir *(und in all denen, die ich mit einbezogen habe).*

Ich bin die göttliche Gegenwart, die alle lebensspendenden und lebenserhaltenden Depots, alle Hormon- und Enzym-Depots, alle zellerneuernden und zellverjüngenden Depots, in jeder Zelle aller Körper, Systeme, Organe, Körperflüssigkeiten, DNS-Stränge, Gene und Chromosomen, in der Gesamtheit des ganzen menschlichen lebenden Wesens auf das göttlich vollkommene Maß auffüllt und ausschüttet – jetzt, in mir *(und in all denen, die ich mit einbezogen habe).*

Für den **physischen Körper** setzt du jetzt:

2. **Äther- und des Fühlkörpers**
3. **psychischen und des Denkkörpers**
4. **Schmerzkörpers und der Gesamtheit des ganzen menschlichen lebenden Wesens**

ein. Fülle aber jedes mal die Hormon und Enzym-Depots auf.

Entgiftung des Binde-, Fett-, Muskel- und Sehnengewebes

Ich bin die göttliche Gegenwart, die jetzt jede Zelle aller meiner Egos *(und jede Zelle der Egos all derer, die ich mit einbezogen habe)* in den Strom der göttlichen Liebe einbindet.

Ich bin die göttliche Gegenwart, die alle lebensspendenden und lebenserhaltenden Depots, alle Hormon- und Enzym-Depots, alle zellerneuernden und zellverjüngenden Depots, in jeder Zelle aller Körper, Systeme, Organe, Körperflüssigkeiten, DNS-Stränge, Gene und Chromosomen, in der Gesamtheit des ganzen menschlichen lebenden Wesens auf das göttlich vollkommene Maß auffüllt und ausschüttet – jetzt, in mir *(und in all denen, die ich mit einbezogen habe).*

Ich bin die göttliche Gegenwart, die jetzt alle zur perfekten Entgiftung und vollständigen Eliminierung und Auflösung sämtlicher Urheber und Boten aller Störfaktoren, störenden Stoffe, aller Schadstoffe jeglicher Art, aller körperschädigenden Ablagerungen jeglicher Art und deren Auswirkungen im intra- und extrazellulären Bereich, ganz besonders in jeder Zelle des gesamten **Binde-, Fett-, Muskel- und Sehnengewebes** und in allen Transitstrecken des **physischen Körpers,** notwendigen Enzyme, Co-Enzyme, proteolytischen Enzyme, Hormone und alle sonst noch benötigten Enzyme, Stoffe und Gottesflammen und Photonen in göttlich vollkommenem Maße produziert und ausschüttet in mir *(und in all denen, die ich mit einbezogen habe).*

Ich bin die göttliche Gegenwart, die alle lebensspendenden und lebenserhaltenden Depots, alle Hormon- und Enzym-Depots, alle zellerneuernden und zellverjüngenden Depots, in jeder Zelle aller Körper, Systeme, Organe, Körperflüssigkeiten, DNS-Stränge, Gene und Chromosomen, in der Gesamtheit des ganzen menschlichen lebenden Wesens auf das göttlich vollkommene Maß auffüllt und ausschüttet – jetzt, in mir *(und in all denen, die ich mit einbezogen habe).*

Für den **physischen Körper** setzt du jetzt:

2. **Äther- und des Fühlkörpers**
3. **psychischen und des Denkkörpers**
4. **Schmerzkörpers und der Gesamtheit des ganzen menschlichen lebenden Wesens**

ein. Fülle aber jedes mal die Hormon und Enzym-Depots auf.

Entgiftung des Knochensystems

Ich bin die göttliche Gegenwart, die jetzt jede Zelle aller meiner Egos *(und jede Zelle der Egos all derer, die ich mit einbezogen habe)* in den Strom der göttlichen Liebe einbindet.

Ich bin die göttliche Gegenwart, die alle lebensspendenden und lebenserhaltenden Depots, alle Hormon- und Enzym-Depots, alle zellerneuernden und zellverjüngenden Depots, in jeder Zelle aller Körper, Systeme, Organe, Körperflüssigkeiten, DNS-Stränge, Gene und Chromosomen, in der Gesamtheit des ganzen menschlichen lebenden Wesens auf das göttlich vollkommene Maß auffüllt und ausschüttet – jetzt, in mir *(und in all denen, die ich mit einbezogen habe)*.

Ich bin die göttliche Gegenwart, die jetzt alle zur perfekten Entgiftung und vollständigen Eliminierung und Auflösung sämtlicher Urheber und Boten aller Störfaktoren, störenden Stoffe, aller Schadstoffe jeglicher Art, aller körperschädigenden Ablagerungen jeglicher Art und deren Auswirkungen im intra- und extrazellulären Bereich, ganz besonders in jeder Zelle aller **Knochen- und Knorpelsubstanz,** aller Knochen und Knorpel des ganzen Knochen- und Knorpelsystems und in allen Transitstrecken des **physischen Körpers,** notwendigen Enzyme, Co-Enzyme, proteolytischen Enzyme, Hormone und alle sonst noch benötigten Enzyme, Stoffe, Gottesflammen und Photonen in göttlich vollkommenem Maße produziert und ausschüttet in mir *(und in all denen, die ich mit einbezogen habe).*

Ich bin die göttliche Gegenwart, die alle lebensspendenden und lebenserhaltenden Depots, alle Hormon- und Enzym-Depots, alle zellerneuernden und zellverjüngenden Depots, in jeder Zelle aller Körper, Systeme, Organe, Körperflüssigkeiten, DNS-Stränge, Gene und Chromosomen, in der Gesamtheit des ganzen menschlichen lebenden Wesens auf das göttlich vollkommene Maß auffüllt und ausschüttet – jetzt, in mir *(und in all denen, die ich mit einbezogen habe).*

Für den **physischen Körper** setzt du jetzt:

2. **Äther- und des Fühlkörpers**
3. **psychischen und des Denkkörpers**
4. **Schmerzkörpers und der Gesamtheit des ganzen menschlichen lebenden Wesens**

ein. Fülle aber jedes mal die Hormon und Enzym-Depots auf.

Ich bin die göttliche Gegenwart, die jetzt jede Zelle aller meiner Egos *(und jede Zelle der Egos all derer, die ich mit einbezogen habe)* in den Strom der göttlichen Liebe einbindet.

Ich bin die göttliche Gegenwart, die jetzt alle noch vorhandenen belastenden Stoffe in jeder Zelle aller Körper, Systeme, Organe, Körperflüssigkeiten, aller Transitstrecken, DNS-Stränge, Gene und Chromosomen, in der Gesamtheit des ganzen menschlichen lebenden Wesens, umformt in Bausteine des Lebens, in Harmonie und Vollkommenheit, in mir *(und in all denen, die ich mit einbezogen habe).*

Dieses Ritual entlastet deine Systeme, Organe, u.s.w.
Die Regenerations-Zentren können besser arbeiten.
Sollte du bestimmte Organe haben, die in Disharmonie sind, verwende das gleiche Ritual. Ich gebe dir nachfolgend ein Beispiel:

Entgiftung der Leber und der Bauchspeicheldrüse

Ich bin die göttliche Gegenwart, die jetzt jede Zelle aller meiner Egos *(und jede Zelle der Egos all derer, die ich mit einbezogen habe)* in den Strom der göttlichen Liebe einbindet.

Ich bin die göttliche Gegenwart, die alle lebensspendenden und lebenserhaltenden Depots, alle Hormon- und Enzym-Depots, alle zellerneuernden und zellverjüngenden Depots, in jeder Zelle aller Körper, Systeme, Organe, Körperflüssigkeiten, DNS-Stränge, Gene und Chromosomen, in der Gesamtheit des ganzen menschlichen lebenden Wesens auf das göttlich vollkommene Maß auffüllt und ausschüttet – jetzt, in mir *(und in all denen, die ich mit einbezogen habe).*

Ich bin die göttliche Gegenwart, die jetzt alle zur perfekten Entgiftung und vollständigen Eliminierung und Auflösung sämtlicher Urheber und Boten aller Störfaktoren, störenden Stoffe, aller Schadstoffe jeglicher Art, aller körperschädigenden Ablagerungen jeglicher Art und deren Auswirkungen im intra- und extrazellulären Bereich, ganz besonders in jeder Zelle der **Leber und der Bauchspeicheldrüse** des **physischen Körpers,** notwendigen Enzyme, Co-Enzyme, proteolytischen Enzyme, Hormone und alle sonst noch benötigten Enzyme, Stoffe, Gottesflammen und Photonen in göttlich vollkommenem Maße produziert und ausschüttet in mir *(und in all denen, die ich mit einbezogen habe).*

Ich bin die göttliche Gegenwart, die alle lebensspendenden und lebenserhaltenden Depots, alle Hormon- und Enzym-Depots, alle zellerneuernden und zellverjüngenden Depots, in jeder Zelle aller Körper, Systeme, Organe, Körperflüssigkeiten, DNS-Stränge, Gene und Chromosomen, in der Gesamtheit des ganzen menschlichen lebenden Wesens auf das göttlich vollkommene Maß auffüllt und ausschüttet – jetzt, in mir *(und in all denen, die ich mit einbezogen habe).*

Für den **physischen Körper** setzt du jetzt:

2. **Äther- und des Fühlkörpers**
3. **psychischen und des Denkkörpers**
4. **Schmerzkörpers und der Gesamtheit des ganzen menschlichen lebenden Wesens**

ein. Fülle aber jedes mal die Hormon und Enzym-Depots auf.

Statt 'Leber und Bauchspeicheldrüse' kannst du z.B.

- die Blase,
- das Gehirn,
- die Nieren,

- das Herz,
- die Augen,
- die Lungen u.s.w.

einsetzen.

Und so danke ich dir, du meine geliebte allmächtige Gegenwart Gottes ICH BIN in mir, für deinen Schutz und deine Führung, für alle Segnungen. Ich danke dir, du Geist Gottes, für Liebe, Licht und Heilung. Ich danke allen Erzengeln und Engeln des Lichtes und allen aufgestiegenen Meisterinnen und Meistern des Lichtes und allen himmlischen Helfern. Danke, danke, danke dem höchsten Licht, Vater-Mutter-Gott in mir und dem Christus, der ich bin.

OM. Amen.

Regeneration

*(Wenn du nur die Regeneration machst, bitte erst um **Schutz und Führung**, wie am Anfang dieses Kapitels).*

Ich bin die göttliche Gegenwart, die jetzt jede Zelle aller meiner Egos *(und jede Zelle der Egos all derer, die ich mit einbezogen habe)* in den Strom der göttlichen Liebe einbindet.

Ich bin die göttliche Gegenwart, die alle lebensspendenden und lebenserhaltenden Depots, alle Hormon- und Enzym-Depots, alle zellerneuernden und zellverjüngenden Depots, in jeder Zelle aller Körper, Systeme, Organe, Körperflüssigkeiten, DNS-Stränge, Gene und Chromosomen, in der Gesamtheit des ganzen menschlichen lebenden Wesens auf das göttlich vollkommene Maß auffüllt und ausschüttet – jetzt, in mir *(und in all denen, die ich mit einbezogen habe).*

Ich bin die göttliche Gegenwart, die jetzt alle zur perfekten Regeneration jeder Zelle der **Leber und der Bauchspeicheldrüse (Nieren, Herz u.s.w.),** im intra- und extrazellulären Bereich, ganz besonders in jeder Zelle des **physischen Körpers,** notwendigen Enzyme, Co-Enzyme, proteolytischen Enzyme, Hormone und alle sonst noch benötigten Enzyme, Stoffe, Gottesflammen und Photonen in göttlich vollkommenem Maße produziert und ausschüttet in mir *(und in all denen, die ich mit einbezogen habe).*

2. **Äther- und des Fühlkörpers**
3. **psychischen und des Denkkörpers**
4. **Schmerzkörpers und der Gesamtheit des ganzen menschlichen lebenden Wesens**

*(Denke an den **Dank**, wenn du aufhörst).*

Heiliger Geist

Eine neue Form der Heilung

Vorbemerkung

Dieses Kapitel läutet eine andere Stufe der geistigen Heilung ein.
Das heißt nicht, dass du die dir schon bekannten Rituale nun weglässt. Es ist vielmehr eine Ergänzung, in die du hineinwachsen kannst, wenn du magst.

Heiliger Geist

Ich bitte dich, du meine geliebte allmächtige Gegenwart Gottes ICH BIN in mir, schütze und führe mich, segne mich und mein Tun. Segne meine Familie, alle Menschen, Mutter Erde und alles Sein auf und in ihr und um sie herum. Ich bitte um Liebe, Licht und Heilung für mich (und für ... – Setze hier die Namen deiner Lieben ein!).

Ich bin die göttliche Gegenwart, die jetzt jede Zelle aller meiner Egos, von Anbeginn meines ersten Lebensstromes bis zum heutigen Tag und in alle Zukunft, in den Strom der göttlichen Liebe einbindet.
Ich lebe im Licht, ich liebe das Licht, ich bin das Licht, ich bin das Licht, ich bin das Licht der Welt.
(eine Minute nachspüren)

Ich nehme die Gnade des materialisierten Heiligen Geistes für jede Zelle meines **Denkkörpers,** von Anbeginn meines ersten Lebensstromes bis zum heutigen Tag und in alle Zukunft, mit großer Dankbarkeit an.

(eine Minute nachspüren)

Ich nehme die Gnade des materialisierten Heiligen Geistes für jede Zelle meines **psychischen Körpers,** von Anbeginn meines ersten Lebensstromes bis zum heutigen Tag und in alle Zukunft, mit großer Dankbarkeit an.

(eine Minute nachspüren)

Ich nehme die Gnade des materialisierten Heiligen Geistes für jede Zelle meines **Fühlkörpers,** von Anbeginn meines ersten Lebensstromes bis zum heutigen Tag und in alle Zukunft, mit großer Dankbarkeit an.

(eine Minute nachspüren)

Ich nehme die Gnade des materialisierten Heiligen Geistes für jede Zelle meines **Ätherkörpers,** von Anbeginn meines ersten Lebensstromes bis zum heutigen Tag und in alle Zukunft, mit großer Dankbarkeit an.

(eine Minute nachspüren)

Ich nehme die Gnade des materialisierten Heiligen Geistes für jede Zelle meines **physischen Körpers,** von Anbeginn meines ersten Lebensstromes bis zum heutigen Tag und in alle Zukunft, mit großer Dankbarkeit an.

(eine Minute nachspüren)

Ich nehme die Gnade des materialisierten Heiligen Geistes für jede Zelle meines **Schmerzkörpers,** von Anbeginn meines ersten Lebensstromes bis zum heutigen Tag und in alle Zukunft, mit großer Dankbarkeit an.

(eine Minute nachspüren)

Ich bin die göttliche Gegenwart, die jetzt jede Zelle aller meiner Egos, von Anbeginn meines ersten Lebensstromes bis zum heutigen Tag und in alle Zukunft, in den Strom der göttlichen Liebe einbindet.

Ich lebe im Licht, ich liebe das Licht, ich bin das Licht, ich bin das Licht, ich bin das Licht der Welt.

(eine Minute nachspüren)

Ich nehme die Gnade des materialisierten Heiligen Geistes für jede Zelle meines **Immunsystems,** von Anbeginn meines ersten Lebensstromes bis zum heutigen Tag und in alle Zukunft, mit großer Dankbarkeit an.

(eine Minute nachspüren)

Ich nehme die Gnade des materialisierten Heiligen Geistes für jede Zelle meines **Lymphsystems und meiner Lyphorgane,** von Anbeginn meines ersten Lebensstromes bis zum heutigen Tag und in alle Zukunft, mit großer Dankbarkeit an.

(eine Minute nachspüren)

Ich nehme die Gnade des materialisierten Heiligen Geistes für jede Zelle meines **Blutsystems und des Blutes,** von Anbeginn meines ersten Lebensstromes bis zum heutigen Tag und in alle Zukunft, mit großer Dankbarkeit an.

(eine Minute nachspüren)

Ich nehme die Gnade des materialisierten Heiligen Geistes für jede Zelle meines **Binde-, Fett-, Muskel- und Sehnengewebes,** von Anbeginn meines ersten Lebensstromes bis zum heutigen Tag und in alle Zukunft, mit großer Dankbarkeit an.

(eine Minute nachspüren)

Ich nehme die Gnade des materialisierten Heiligen Geistes für jede Zelle meines **Knochensystems,** von Anbeginn meines ersten Lebensstromes bis zum heutigen Tag und in alle Zukunft, mit großer Dankbarkeit an.

(eine Minute nachspüren)

Ich nehme die Gnade des materialisierten Heiligen Geistes für jede Zelle aller meiner **Nervensysteme und Nervenzentren,** von Anbeginn meines ersten Lebensstromes bis zum heutigen Tag und in alle Zukunft, mit großer Dankbarkeit an.

(eine Minute nachspüren)

Ich nehme die Gnade des materialisierten Heiligen Geistes für jede Zelle aller meiner **Drüsen,** von Anbeginn meines ersten Lebensstromes bis zum heutigen Tag und in alle Zukunft, mit großer Dankbarkeit an.

(eine Minute nachspüren)

Ich nehme die Gnade des materialisierten Heiligen Geistes für jede Zelle aller meiner **Enzym-Produktionsstätten,** von Anbeginn meines ersten Lebensstromes bis zum heutigen Tag und in alle Zukunft, mit großer Dankbarkeit an.

(eine Minute nachspüren)

Ich nehme die Gnade des materialisierten Heiligen Geistes für jede Zelle meiner **Regenerations-Zentren,** von Anbeginn meines ersten Lebensstromes bis zum heutigen Tag und in alle Zukunft, mit großer Dankbarkeit an.
(eine Minute nachspüren)
Ich bin die göttliche Gegenwart, die jetzt jede Zelle aller meiner Egos, von Anbeginn meines ersten Lebensstromes bis zum heutigen Tag und in alle Zukunft, in den Strom der göttlichen Liebe einbindet.
Ich lebe im Licht, ich liebe das Licht, ich bin das Licht, ich bin das Licht, ich bin das Licht der Welt.
(eine Minute nachspüren)
Ich nehme die Gnade des materialisierten Heiligen Geistes für jede Zelle meines **Gemütes,** von Anbeginn meines ersten Lebensstromes bis zum heutigen Tag und in alle Zukunft, mit großer Dankbarkeit an.
(eine Minute nachspüren)
Ich nehme die Gnade des materialisierten Heiligen Geistes für jede Zelle meines **Unterbewusstseins,** von Anbeginn meines ersten Lebensstromes bis zum heutigen Tag und in alle Zukunft, mit großer Dankbarkeit an.
(eine Minute nachspüren)
Ich nehme die Gnade des materialisierten Heiligen Geistes für jede Zelle meiner **Psyche,** von Anbeginn meines ersten Lebensstromes bis zum heutigen Tag und in alle Zukunft, mit großer Dankbarkeit an.
(eine Minute nachspüren)

Ich nehme die Gnade des materialisierten Heiligen Geistes für jede Zelle meiner **Seele,** von Anbeginn meines ersten Lebensstromes bis zum heutigen Tag und in alle Zukunft, mit großer Dankbarkeit an.
(eine Minute nachspüren)
Ich nehme die Gnade des materialisierten Heiligen Geistes für jede Zelle meines **Geistes,** von Anbeginn meines ersten Lebensstromes bis zum heutigen Tag und in alle Zukunft, mit großer Dankbarkeit an. *(eine Minute nachspüren)*
Ich nehme die Gnade des materialisierten Heiligen Geistes für jede Zelle der **Gesamtheit meines ganzen menschlichen lebenden Wesens,** von Anbeginn meines ersten Lebensstromes bis zum heutigen Tag und in alle Zukunft, mit großer Dankbarkeit an.
(eine Minute nachspüren)
Ich lebe im Licht, ich liebe das Licht, ich bin das Licht, ich bin das Licht, ich bin das Licht der Welt.
(eine Minute nachspüren)
Und so danke ich dir, du meine geliebte allmächtige Gegenwart Gottes ICH BIN in mir, für deinen Schutz und deine Führung, für alle Segnungen. Ich danke dir, du Geist Gottes, für Liebe, Licht und Heilung. Ich danke allen Erzengeln und Engeln des Lichtes und allen aufgestiegenen Meisterinnen und Meistern des Lichtes und allen himmlischen Helfern. Danke, danke, danke dem höchsten Licht, Vater-Mutter-Gott in mir und dem Christus, der ich bin.
OM. Amen.

Nach diesem Muster kannst du auch einzelne Organe behandeln.
Du kannst den Text auch in Teilabschnitten lesen, z.B. erst nur die Körper, am nächsten Tag liest du dann weiter.

Die Schwingung dieser Formulierungen ist so hoch, dass alle Schatten und Begrenzungen sich auflösen oder aus deinem Energiefeld hinaus befördert werden, auch wenn du nur Abschnitte liest.

Impferreger Erlösung

Eliminierung der körperschädigenden Impferreger

Ich bitte dich, du meine geliebte allmächtige Gegenwart Gottes ICH BIN in mir, schütze und führe mich, segne mich und mein Tun. Segne meine Familie, alle Menschen, Mutter Erde und alles Sein auf und in ihr und um sie herum. Ich bitte um Liebe, Licht und Heilung für mich (und für ... Setze hier die Namen deiner Lieben ein!).

Alles, was ich für mich erbitte, erbitte ich auch für ... *(Setze hier die Namen deiner Lieben ein! Es geschieht wirklich bei dir und bei allen, die du mit einbeziehst).*

Ich bin die göttliche Gegenwart, die euch, ihr meine Egos *(und ihr Egos all derer, die ich mit einbezogen habe)* **jetzt gebietet: Begebt euch sofort in Gott hinein!**
Ich bin die göttliche Gegenwart, die jetzt jede Zelle aller meiner Egos *(und jede Zelle der Egos all derer, die ich mit einbezogen habe)* **mit Gott verbindet.**

Ich bin die göttliche Gegenwart, die alle lebensspendenden und lebenserhaltenden Depots, ganz besonders alle Hormon- und Enzym-Depots, alle zellerneuernden und zellverjüngenden Depots, in jeder Zelle aller Körper, Systeme, Organe, Körperflüssigkeiten, DNS-Stränge, Gene und

Chromosomen, in der Gesamtheit des ganzen menschlichen lebenden Wesens auf das göttlich vollkommene Maß auffüllt und ausschüttet – jetzt, in mir *(und in all denen, die ich mit einbezogen habe).*

(In schweren Fällen diesen Abschnitt nach jedem Durchgang lesen, damit genügend Hormone und Enzyme zur Verfügung stehen.)

Ich bin die göttliche Gegenwart, die jetzt alle zur vollständigen Eliminierung und Auflösung sämtlicher Urheber und Boten aller **körperschädigenden Impferreger** jeglicher Art, Impfstoffe, Impfbeigaben und Reststoffe jeglicher Art und deren Auswirkungen im intra- und extrazellulären Bereich, ganz besonders in jeder Zelle des **physischen Körpers,** notwendigen Enzyme, Co-Enzyme, proteolytischen Enzyme, Hormone und alle sonst noch benötigten Enzyme, Stoffe, Gottesflammen und Photonen in göttlich vollkommenem Maße produziert und ausschüttet in mir *(und in all denen, die ich mit einbezogen habe).*
(etwa 5 Sekunden Zeit lassen)

Ich bin die göttliche Gegenwart, die alle lebensspendenden und lebenserhaltenden Depots, ganz besonders alle Hormon- und Enzym-Depots, alle zellerneuernden und zellverjüngenden Depots, in jeder Zelle aller Körper, Systeme, Organe, Körperflüssigkeiten, DNS-Stränge, Gene und

Chromosomen, in der Gesamtheit des ganzen menschlichen lebenden Wesens auf das göttlich vollkommene Maß auffüllt und ausschüttet – jetzt, in mir *(und in all denen, die ich mit einbezogen habe).*

Ich bin die göttliche Gegenwart, die jetzt alle zur vollständigen Eliminierung und Auflösung sämtlicher Urheber und Boten aller **körperschädigenden Impferreger** jeglicher Art, Impfstoffe, Impfbeigaben und Reststoffe jeglicher Art und deren Auswirkungen im intra- und extrazellulären Bereich, ganz besonders in jeder Zelle des **Ätherkörpers** notwendigen Enzyme, Co-Enzyme, proteolytischen Enzyme, Hormone und alle sonst noch benötigten Enzyme, Stoffe, Gottesflammen und Photonen in göttlich vollkommenem Maße produziert und ausschüttet in mir *(und in all denen, die ich mit einbezogen habe).*
(etwa 5 Sekunden Zeit lassen)

Ich bin die göttliche Gegenwart, die alle lebensspendenden und lebenserhaltenden Depots, ganz besonders alle Hormon- und Enzym-Depots, alle zellerneuernden und zellverjüngenden Depots, in jeder Zelle aller Körper, Systeme, Organe, Körperflüssigkeiten, DNS-Stränge, Gene und Chromosomen, in der Gesamtheit des ganzen menschlichen lebenden Wesens auf das göttlich vollkommene Maß auffüllt und ausschüttet – jetzt, in mir *(und in all denen, die ich mit einbezogen habe).*

Ich bin die göttliche Gegenwart, die jetzt alle zur vollständigen Eliminierung und Auflösung sämtlicher Urheber und Boten aller **körperschädigenden Impferreger** jeglicher Art, Impfstoffe, Impfbeigaben und Reststoffe jeglicher Art und deren Auswirkungen im intra- und extrazellulären Bereich, ganz besonders in jeder Zelle des **emotionalen Körpers** notwendigen Enzyme, Co-Enzyme, proteolytischen Enzyme, Hormone und alle sonst noch benötigten Enzyme, Stoffe, Gottesflammen und Photonen in göttlich vollkommenem Maße produziert und ausschüttet in mir *(und in all denen, die ich mit einbezogen habe).*
(etwa 5 Sekunden Zeit lassen)

Ich bin die göttliche Gegenwart, die jetzt jede Zelle aller meiner Egos in den Strom der göttlichen Liebe einbindet.

Ich bin die göttliche Gegenwart, die alle lebensspendenden und lebenserhaltenden Depots, ganz besonders alle Hormon- und Enzym-Depots, alle zellerneuernden und zellverjüngenden Depots, in jeder Zelle aller Körper, Systeme, Organe, Körperflüssigkeiten, DNS-Stränge, Gene und Chromosomen, in der Gesamtheit des ganzen menschlichen lebenden Wesens auf das göttlich vollkommene Maß auffüllt und ausschüttet – jetzt, in mir *(und in all denen, die ich mit einbezogen habe).*

Ich bin die göttliche Gegenwart, die jetzt alle zur vollständigen Eliminierung und Auflösung sämtlicher

Urheber und Boten aller **körperschädigenden Impferreger** jeglicher Art, Impfstoffe, Impfbeigaben und Reststoffe jeglicher Art und deren Auswirkungen im intra- und extrazellulären Bereich, ganz besonders in jeder Zelle des **psychischen Körpers** notwendigen Enzyme, Co-Enzyme, proteolytischen Enzyme, Hormone und alle sonst noch benötigten Enzyme, Stoffe, Gottesflammen und Photonen in göttlich vollkommenem Maße produziert und ausschüttet in mir *(und in all denen, die ich mit einbezogen habe).*
(etwa 5 Sekunden Zeit lassen)

Ich bin die göttliche Gegenwart, die jetzt alle zur vollständigen Eliminierung und Auflösung sämtlicher Urheber und Boten aller **körperschädigenden Impferreger** jeglicher Art, Impfstoffe, Impfbeigaben und Reststoffe jeglicher Art und deren Auswirkungen im intra- und extrazellulären Bereich, ganz besonders in jeder Zelle des **Denkkörpers** notwendigen Enzyme, Co-Enzyme, proteolytischen Enzyme, Hormone und alle sonst noch benötigten Enzyme, Stoffe, Gottesflammen und Photonen in göttlich vollkommenem Maße produziert und ausschüttet in mir *(und in all denen, die ich mit einbezogen habe).*
(etwa 5 Sekunden Zeit lassen)

Ich bitte dich, König Pan, komm mit all deinen Helfern zu mir und zu all denen, die ich mit einbezogen habe und führe alle eliminierten Erreger zur entsprechenden Gruppenseele

ins Licht hinein, bis jenseits der Nebelwand.
Ich danke dir von ganzem Herzen.

Ich bitte dich, Meisterin Quan-Yin und euch, ihr Erzengel und Engel des Lichtes, führt alle Urheber und Boten ins Licht hinein, bis jenseits der Nebelwand oder dorthin, wo es gut ist für alle Beteiligten.
Ich danke euch von ganzem Herzen.

Nun bitte ich dich, Meisterin Quan-Yin und euch, ihr Erzengel und Engel vom violetten Feuer, vom rosa und vom gold-rubinfarbenen Licht. Lodert, lodert, lodert mit den Gnadenflammen Gottes durch die gesamten Restenergien, durch alle Requisiten, alle Gegenstände, die noch zurückgeblieben sind oder zurückgelassen wurden. Lodert, lodert, lodert durch alle Exkremente, alle Ausscheidungen, alle Reststoffe, alle Giftstoffe, die diese Urheber, Boten und Erreger hinterlassen haben in jeder Zelle aller Körper, Systeme, Organe, Körperflüssigkeiten, DNS-Stränge, Gene und Chromosomen, in der Gesamtheit des ganzen menschlichen lebenden Wesens bei mir *(und bei all denen, die ich mit einbezogen habe).*

Wandelt alles um in Reinheit, Freiheit und Vollkommenheit. Und ich bitte euch, ihr Elohim, stellt den großen Himmelsstaubsauger an und saugt alles in den Lichtkanal hinein bis jenseits der Nebelwand.
Ich danke euch von ganzem Herzen.

Ich bin die göttliche Gegenwart, die alle lebensspendenden und lebenserhaltenden Depots, ganz besonders alle Hormon- und Enzym-Depots, alle zellerneuernden und zellverjüngenden Depots, in jeder Zelle aller Körper, Systeme, Organe, Körperflüssigkeiten, DNS-Stränge, Gene und Chromosomen, in der Gesamtheit des ganzen menschlichen lebenden Wesens auf das göttlich vollkommene Maß auffüllt und ausschüttet – jetzt, in mir *(und in all denen, die ich mit einbezogen habe).*

Ich bin die göttliche Gegenwart, die jetzt jede Zelle aller meiner Egos in den Strom der göttlichen Liebe einbindet.

Ich bin die göttliche Gegenwart, die jetzt alle zur vollständigen Eliminierung und Auflösung sämtlicher Urheber und Boten aller **körperschädigenden Impferreger** jeglicher Art, Impfstoffe, Impfbeigaben und Reststoffe jeglicher Art und deren Auswirkungen im intra- und extrazellulären Bereich, ganz besonders in jeder Zelle der **physischen DNS** notwendigen Enzyme, Co-Enzyme, proteolytischen Enzyme, Hormone und alle sonst noch benötigten Enzyme, Stoffe, Gottesflammen und Photonen in göttlich vollkommenem Maße produziert und ausschüttet in mir *(und in all denen, die ich mit einbezogen habe).*
(etwa 5 Sekunden Zeit lassen)

Ich bin die göttliche Gegenwart, die jetzt alle zur vollständigen Eliminierung und Auflösung sämtlicher Urheber und Boten aller **körperschädigenden Impferreger** jeglicher Art, Impfstoffe, Impfbeigaben und Reststoffe jeglicher Art und deren Auswirkungen im intra- und extrazellulären Bereich, ganz besonders in jeder Zelle der **ätherischen DNS** notwendigen Enzyme, Co-Enzyme, proteolytischen Enzyme, Hormone und alle sonst noch benötigten Enzyme, Stoffe, Gottesflammen und Photonen in göttlich vollkommenem Maße produziert und ausschüttet in mir *(und in all denen, die ich mit einbezogen habe).*
(etwa 5 Sekunden Zeit lassen)

Ich bin die göttliche Gegenwart, die alle lebensspendenden und lebenserhaltenden Depots, ganz besonders alle Hormon- und Enzym-Depots, alle zellerneuernden und zellverjüngenden Depots, in jeder Zelle aller Körper, Systeme, Organe, Körperflüssigkeiten, DNS-Stränge, Gene und Chromosomen, in der Gesamtheit des ganzen menschlichen lebenden Wesens auf das göttlich vollkommene Maß auffüllt und ausschüttet – jetzt, in mir *(und in all denen, die ich mit einbezogen habe).*

Ich bin die göttliche Gegenwart, die jetzt alle zur vollständigen Eliminierung und Auflösung sämtlicher Urheber und Boten aller **körperschädigenden Impferreger** jeglicher Art, Impfstoffe, Impfbeigaben und Reststoffe

jeglicher Art und deren Auswirkungen im intra- und extrazellulären Bereich, ganz besonders in jeder Zelle der **emotionalen und psychischen DNS** notwendigen Enzyme, Co-Enzyme, proteolytischen Enzyme, Hormone und alle sonst noch benötigten Enzyme, Stoffe, Gottesflammen und Photonen in göttlich vollkommenem Maße produziert und ausschüttet in mir *(und in all denen, die ich mit einbezogen habe).*
(etwa 5 Sekunden Zeit lassen)

Ich bin die göttliche Gegenwart, die alle lebensspendenden und lebenserhaltenden Depots, ganz besonders alle Hormon- und Enzym-Depots, alle zellerneuernden und zellverjüngenden Depots, in jeder Zelle aller Körper, Systeme, Organe, Körperflüssigkeiten, DNS-Stränge, Gene und Chromosomen, in der Gesamtheit des ganzen menschlichen lebenden Wesens auf das göttlich vollkommene Maß auffüllt und ausschüttet – jetzt, in mir *(und in all denen, die ich mit einbezogen habe).*

Ich bin die göttliche Gegenwart, die jetzt alle zur vollständigen Eliminierung und Auflösung sämtlicher Urheber und Boten aller **körperschädigenden Impferreger** jeglicher Art, Impfstoffe, Impfbeigaben und Reststoffe jeglicher Art und deren Auswirkungen im intra- und extrazellulären Bereich, ganz besonders in jeder Zelle der **mentalen und geistigen DNS** notwendigen Enzyme, Co-

Enzyme, proteolytischen Enzyme, Hormone und alle sonst noch benötigten Enzyme, Stoffe, Gottesflammen und Photonen in göttlich vollkommenem Maße produziert und ausschüttet in mir *(und in all denen, die ich mit einbezogen habe).*
(etwa 5 Sekunden Zeit lassen)

Ich bin die göttliche Gegenwart, die alle lebensspendenden und lebenserhaltenden Depots, ganz besonders alle Hormon- und Enzym-Depots, alle zellerneuernden und zellverjüngenden Depots, in jeder Zelle aller Körper, Systeme, Organe, Körperflüssigkeiten, DNS-Stränge, Gene und Chromosomen, in der Gesamtheit des ganzen menschlichen lebenden Wesens auf das göttlich vollkommene Maß auffüllt und ausschüttet – jetzt, in mir *(und in all denen, die ich mit einbezogen habe).*

Ich bin die göttliche Gegenwart, die jetzt alle zur vollständigen Eliminierung und Auflösung sämtlicher Urheber und Boten aller **körperschädigenden Impferreger** jeglicher Art, Impfstoffe, Impfbeigaben und Reststoffe jeglicher Art und deren Auswirkungen im intra- und extrazellulären Bereich, ganz besonders in jeder Zelle aller **DNS-Stränge,** notwendigen Enzyme, Co-Enzyme, proteolytischen Enzyme, Hormone und alle sonst noch benötigten Enzyme, Stoffe, Gottesflammen und Photonen in göttlich vollkommenem Maße produziert und ausschüttet in mir

(und in all denen, die ich mit einbezogen habe).
(etwa 5 Sekunden Zeit lassen)

Ich bin die göttliche Gegenwart, die alle lebensspendenden und lebenserhaltenden Depots, ganz besonders alle Hormon- und Enzym-Depots, alle zellerneuernden und zellverjüngenden Depots, in jeder Zelle aller Körper, Systeme, Organe, Körperflüssigkeiten, DNS-Stränge, Gene und Chromosomen, in der Gesamtheit des ganzen menschlichen lebenden Wesens auf das göttlich vollkommene Maß auffüllt und ausschüttet – jetzt, in mir *(und in all denen, die ich mit einbezogen habe).*

Ich bin die göttliche Gegenwart, die jetzt jede Zelle aller meiner Egos in den Strom der göttlichen Liebe einbindet.

Ich bin die göttliche Gegenwart, die jetzt alle zur vollständigen Eliminierung und Auflösung sämtlicher Urheber und Boten aller **körperschädigenden Impferreger** jeglicher Art, Impfstoffe, Impfbeigaben und Reststoffe jeglicher Art und deren Auswirkungen im intra- und extrazellulären Bereich, ganz besonders in jeder Zelle **aller Gene** notwendigen Enzyme, Co-Enzyme, proteolytischen Enzyme, Hormone und alle sonst noch benötigten Enzyme, Stoffe, Gottesflammen und Photonen in göttlich vollkommenem Maße produziert und ausschüttet in mir *(und in all denen, die ich mit einbezogen habe).*
(etwa 5 Sekunden Zeit lassen)

Ich bin die göttliche Gegenwart, die alle lebensspendenden und lebenserhaltenden Depots, ganz besonders alle Hormon- und Enzym-Depots, alle zellerneuernden und zellverjüngenden Depots, in jeder Zelle aller Körper, Systeme, Organe, Körperflüssigkeiten, DNS-Stränge, Gene und Chromosomen, in der Gesamtheit des ganzen menschlichen lebenden Wesens auf das göttlich vollkommene Maß auffüllt und ausschüttet – jetzt, in mir *(und in all denen, die ich mit einbezogen habe).*

Ich bin die göttliche Gegenwart, die jetzt alle zur vollständigen Eliminierung und Auflösung sämtlicher Urheber und Boten aller **körperschädigenden Impferreger** jeglicher Art, Impfstoffe, Impfbeigaben und Reststoffe jeglicher Art und deren Auswirkungen im intra- und extrazellulären Bereich, ganz besonders in jeder Zelle **aller Chromosomen** notwendigen Enzyme, Co-Enzyme, proteolytischen Enzyme, Hormone und alle sonst noch benötigten Enzyme, Stoffe, Gottesflammen und Photonen in göttlich vollkommenem Maße produziert und ausschüttet in mir *(und in all denen, die ich mit einbezogen habe).*
(etwa 5 Sekunden Zeit lassen)

Ich bitte dich, König Pan, komm mit all deinen Helfern zu mir und zu all denen, die ich mit einbezogen habe und führe alle eliminierten Erreger zur entsprechenden Gruppenseele ins Licht hinein, bis jenseits der Nebelwand.
Ich danke dir von ganzem Herzen.

Ich bitte dich, Meisterin Quan-Yin und euch, ihr Erzengel und Engel des Lichtes, führt alle Urheber und Boten ins Licht hinein, bis jenseits der Nebelwand oder dorthin, wo es gut ist für alle Beteiligten.
Ich danke euch von ganzem Herzen.

Nun bitte ich dich, Meisterin Quan-Yin und euch, ihr Erzengel und Engel vom violetten Feuer, vom rosa und vom gold-rubinfarbenen Licht, lodert, lodert, lodert mit den Gnadenflammen Gottes durch die gesamten Restenergien, durch alle Requisiten, alle Gegenstände, die noch zurückgeblieben sind oder zurückgelassen wurden. Lodert, lodert, lodert durch alle Exkremente, alle Ausscheidungen, alle Reststoffe, alle Giftstoffe, die diese Urheber, Boten und Erreger hinterlassen haben in jeder Zelle aller Körper, Systeme, Organe, Körperflüssigkeiten, DNS-Stränge, Gene und Chromosomen, in der Gesamtheit des ganzen menschlichen lebenden Wesens bei mir *(und bei all denen, die ich mit einbezogen habe).*

Wandelt alles um in Reinheit, Freiheit und Vollkommenheit. Und ich bitte euch, ihr Elohim, stellt den großen Himmelsstaubsauger an und saugt alles in den Lichtkanal hinein bis jenseits der Nebelwand.
Ich danke euch von ganzem Herzen.

Ich bitte dich, Meisterin Quan-Yin und euch, ihr Erzengel und Engel vom violetten Feuer, vom rosa und vom gold-

rubinfarbenen Licht: Lodert, lodert, lodert mit den Gnadenflammen Gottes durch alle, durch die Urheber und Boten der Impferreger jeglicher Art, Impfstoffe, Impfbeigaben und Reststoffe jeglicher Art veränderten DNS-Stränge, Gene und Chromosomen! Transformiert sie vollständig!
Ich bin die göttliche Gegenwart, die alle veränderten DNS-Stränge, Gene und Chromosomen transformiert – jetzt, in mir *(und in all denen, die ich mit einbezogen habe).*

Ich bitte euch, ihr Elohim, stellt den großen Himmelsstaubsauger an und saugt alles in den Lichtkanal hinein bis jenseits der Nebelwand.
Ich danke euch von ganzem Herzen.
(1 Minute Pause)

Ich bin die göttliche Gegenwart, die alle transformierten DNS-Stränge, Gene und Chromosomen durch göttlich vollkommene DNS-Stränge, Gene und Chromosomen nach dem ursprünglich göttlich vollkommenen Plan ersetzt – jetzt, in mir *(und in all denen, die ich mit einbezogen habe).*

Ich bin die göttliche Gegenwart, die alle lebensspendenden und lebenserhaltenden Depots, ganz besonders alle Hormon- und Enzym-Depots, alle zellerneuernden und zellverjüngenden Depots, in jeder Zelle aller Körper, Systeme, Organe, Körperflüssigkeiten, DNS-Stränge, Gene und Chromosomen, in der Gesamtheit des ganzen menschlichen lebenden Wesens auf das göttlich vollkommene Maß auffüllt und ausschüttet – jetzt, in mir *(und in all denen, die ich mit einbezogen habe).*

Ich bin die göttliche Gegenwart, die jetzt jede Zelle aller meiner Egos in den Strom der göttlichen Liebe einbindet.

Ich bin die göttliche Gegenwart, die jetzt alle zur vollständigen Eliminierung und Auflösung sämtlicher Urheber und Boten aller **körperschädigenden Impferreger** jeglicher Art, Impfstoffe, Impfbeigaben und Reststoffe jeglicher Art und deren Auswirkungen im intra- und extrazellulären Bereich, ganz besonders in jeder Zelle **des Gemütes und des Unterbewusstseins** notwendigen Enzyme, Co-Enzyme, proteolytischen Enzyme, Hormone und alle sonst noch benötigten Enzyme, Stoffe, Gottesflammen und Photonen in göttlich vollkommenem Maße produziert und ausschüttet in mir *(und in all denen, die ich mit einbezogen habe).*
(etwa 5 Sekunden Zeit lassen)

Ich bin die göttliche Gegenwart, die alle lebensspendenden und lebenserhaltenden Depots, ganz besonders alle Hormon- und Enzym-Depots, alle zellerneuernden und zellverjüngenden Depots, in jeder Zelle aller Körper, Systeme, Organe, Körperflüssigkeiten, DNS-Stränge, Gene und Chromosomen, in der Gesamtheit des ganzen menschlichen lebenden Wesens auf das göttlich vollkommene Maß auffüllt

und ausschüttet – jetzt, in mir *(und in all denen, die ich mit einbezogen habe).*

Ich bin die göttliche Gegenwart, die jetzt alle zur vollständigen Eliminierung und Auflösung sämtlicher Urheber und Boten aller **körperschädigenden Impferreger** jeglicher Art, Impfstoffe, Impfbeigaben und Reststoffe jeglicher Art und deren Auswirkungen im intra- und extrazellulären Bereich, ganz besonders in jeder Zelle **der Psyche und des Schmerzkörpers** notwendigen Enzyme, Co-Enzyme, proteolytischen Enzyme, Hormone und alle sonst noch benötigten Enzyme, Stoffe, Gottesflammen und Photonen in göttlich vollkommenem Maße produziert und ausschüttet in mir *(und in all denen, die ich mit einbezogen habe).*
(etwa 5 Sekunden Zeit lassen)

Ich bin die göttliche Gegenwart, die alle lebensspendenden und lebenserhaltenden Depots, ganz besonders alle Hormon- und Enzym-Depots, alle zellerneuernden und zellverjüngenden Depots, in jeder Zelle aller Körper, Systeme, Organe, Körperflüssigkeiten, DNS-Stränge, Gene und Chromosomen, in der Gesamtheit des ganzen menschlichen lebenden Wesens auf das göttlich vollkommene Maß auffüllt und ausschüttet – jetzt, in mir *(und in all denen, die ich mit einbezogen habe).*

Ich bin die göttliche Gegenwart, die jetzt alle zur vollständigen Eliminierung und Auflösung sämtlicher Urheber und Boten aller **körperschädigenden Impferreger** jeglicher Art, Impfstoffe, Impfbeigaben und Reststoffe jeglicher Art und deren Auswirkungen im intra- und extrazellulären Bereich, ganz besonders in jeder Zelle **der Gesamtheit des ganzen menschlichen lebenden Wesens** notwendigen Enzyme, Co-Enzyme, proteolytischen Enzyme, Hormone und alle sonst noch benötigten Enzyme, Stoffe, Gottesflammen und Photonen in göttlich vollkommenem Maße produziert und ausschüttet in mir *(und in all denen, die ich mit einbezogen habe).*
(etwa 5 Sekunden Zeit lassen)

Ich bin die göttliche Gegenwart, die alle lebensspendenden und lebenserhaltenden Depots, ganz besonders alle Hormon- und Enzym-Depots, alle zellerneuernden und zellverjüngenden Depots, in jeder Zelle aller Körper, Systeme, Organe, Körperflüssigkeiten, DNS-Stränge, Gene und Chromosomen, in der Gesamtheit des ganzen menschlichen lebenden Wesens auf das göttlich vollkommene Maß auffüllt und ausschüttet – jetzt, in mir *(und in all denen, die ich mit einbezogen habe).*

Ich bin die göttliche Gegenwart, die jetzt jede Zelle aller meiner Egos in den Strom der göttlichen Liebe einbindet.

Ich bin die göttliche Gegenwart, die jetzt alle zur vollständigen Eliminierung und Auflösung sämtlicher Urheber und Boten aller **Impferreger-Symptome, Impfstoff-, Impfbeigaben- und Reststoff-Symptome** jeglicher Art in jeder Zelle des gesamten Immunsystems, des Lymphsystems, aller Lymphorgane, Lymphknoten, Lymphflüssigkeiten, des Blutsystems und des Blutes, des Binde-, Fett-, Muskel- und Sehnengewebes, jeder Zelle aller Nervensysteme, Nervenzentren, Nervenbahnen, Nervenenden, des Rückenmarks und des ganzen Gehirns, notwendigen Enzyme, Co-Enzyme, proteolytischen Enzyme, Hormone und alle sonst noch benötigten Enzyme, Stoffe, Gottesflammen und Photonen in göttlich vollkommenem Maße produziert und ausschüttet in mir *(und in all denen, die ich mit einbezogen habe).*
(etwa 5 Sekunden Zeit lassen)

Ich bitte dich, König Pan, komm mit all deinen Helfern zu mir und zu all denen, die ich mit einbezogen habe und führe alle eliminierten Erreger zur entsprechenden Gruppenseele ins Licht hinein, bis jenseits der Nebelwand.
Ich danke dir von ganzem Herzen.

Ich bitte dich, Meisterin Quan-Yin und euch, ihr Erzengel und Engel des Lichtes, führt alle Urheber und Boten ins Licht hinein, bis jenseits der Nebelwand oder dorthin, wo es gut ist für alle Beteiligten.
Ich danke euch von ganzem Herzen.

Nun bitte ich dich, Meisterin Quan-Yin und euch, ihr Erzengel und Engel vom violetten Feuer, vom rosa und vom gold-rubinfarbenen Licht. Lodert, lodert, lodert mit den Gnadenflammen Gottes durch die gesamten Restenergien, durch alle Requisiten, alle Gegenstände, die noch zurückgeblieben sind oder zurückgelassen wurden. Lodert, lodert, lodert durch alle Exkremente, alle Ausscheidungen, alle Reststoffe, alle Giftstoffe, die diese Urheber, Boten und Erreger hinterlassen haben in jeder Zelle aller Körper, Systeme, Organe, Körperflüssigkeiten, DNS-Stränge, Gene und Chromosomen, in der Gesamtheit des ganzen menschlichen lebenden Wesens bei mir *(und bei all denen, die ich mit einbezogen habe).*

Wandelt alles um in Reinheit, Freiheit und Vollkommenheit.
Und ich bitte euch, ihr Elohim, stellt den großen Himmelsstaubsauger an und saugt alles in den Lichtkanal hinein bis jenseits der Nebelwand.
Ich danke euch von ganzem Herzen.

Ich bitte dich, Meisterin Quan-Yin und euch, ihr Erzengel und Engel des Lichtes, löscht die Erinnerung und die Idee der Urheber und Boten aller Impferreger jeglicher Art, Impfstoffe, Impfbeigaben und Reststoffe jeglicher Art und deren Auswirkungen in jeder Zelle des Seins in mir *(und in all denen, die ich mit einbezogen habe).*

Ich bitte dich, Meisterin Quan-Yin und euch, ihr Erzengel und Engel des Lichtes, löscht sämtliche Entwicklungsstadien der Urheber und Boten aller Impferreger jeglicher Art, Impfstoffe, Impfbeigaben und Reststoffe jeglicher Art und deren Auswirkungen vom geistigen Prinzip her bis zur Materie in jeder Zelle aller Körper, Systeme, Organe, Körperflüssigkeiten, DNS-Stränge, Gene und Chromosomen, in der Gesamtheit des ganzen menschlichen lebenden Wesens in mir *(und in all denen, die ich mit einbezogen habe).* Ich danke euch von ganzem Herzen.

Ich bin die göttliche Gegenwart, die alle Schockenergien in jeder Zelle aller Körper, Systeme, Organe, Körperflüssigkeiten, DNS-Stränge, Gene und Chromosomen, in jeder Zelle des Gemütes, des Unterbewusstseins, der Seele, der Psyche, des Geistes, in der Gesamtheit des ganzen menschlichen lebenden Wesens umformt in Sicherheit und Geborgenheit, in Liebe, Licht, Freude und Leichtigkeit, in reines Ur- und Gottvertrauen, in mir *(und in all denen, die ich mit einbezogen habe)* – jetzt.

Lieber Vater in mir, lass die Energien aus meinem Herzen heraus strömen, die in meinem Gehirn *(und im Gehirn all derer, die ich mit einbezogen habe)* die Manifestationen der Urheber und Boten der **körperschädigenden Impferreger** jeglicher Art, Impfstoffe, Impfbeigaben und Reststoffe jeglicher Art, im Schmerzkörper zur Explosion bringen.

(Nun etwa zwei bis drei Minuten die Energien Gottes aus deinem Herzen strömen lassen)

Ich bitte euch, ihr meine Brüder und Schwestern des Lichtes, sorgt dafür, dass diese Milliarden von Partikeln vom weißen Strom der Gnade aufgenommen werden, bei mir *(und bei all denen, die ich mit einbezogen habe).*
Ich danke euch von ganzem Herzen.

Ich bin die göttliche Gegenwart, die mich *(und all diejenigen, die ich mit einbezogen habe) jetzt* in Gottes Schutzkraft einhüllt für 30 Tage und 30 Nächte und darüber hinaus, bis ich aufgestiegen und frei bin.

Und so danke ich dir, du meine geliebte allmächtige Gegenwart Gottes ICH BIN in mir, für deinen Schutz und deine Führung, für alle Segnungen. Ich danke dir, du Geist Gottes, für Liebe, Licht und Heilung. Ich danke allen Erzengeln und Engeln des Lichtes und allen aufgestiegenen Meisterinnen und Meistern des Lichtes und allen himmlischen Helfern. Danke, danke, danke dem höchsten Licht, Vater-Mutter-Gott in mir und dem Christus, der ich bin.

OM. Amen.

Kopfwissen mit dem Herzenswissen verbinden

Folgenden Satz hörte ich schon oft: „Ja, das weiß ich alles, nur irgendwie sackt das nicht tiefer und ich kann es nicht umsetzen."

Sprich nachfolgenden Satz *(mit Stimme)*!

„Ich bin die göttliche Gegenwart, die jetzt mein ganzes Kopfwissen mit meinem Herzenswissen verbindet."

Spüre mit geschlossenen Augen in deinen Körper hinein. Wundere dich nicht, dass zunächst in deinem Bauch gearbeitet wird, dann geht es zum Herzen, wieder zurück und immer wieder hin und her. Zum Schluss spürst du dann, dass auch der Kopf berücksichtigt wird.
Das hat vielleicht folgende Bewandtnis: 90% unseres Wissens, so habe ich einmal gelesen, befinden sich im Bauch und nur 10% im Kopf.

Zuerst wird eine Brücke zwischen dem Herzen und dem Bauch gebaut und zum Schluss werden die 10% Wissen des Kopfes auch noch verbunden.
Du kannst gerne diesen Satz drei mal sprechen. Lass dir aber Zeit dabei.

So ist nun dein Wissen mit der Weisheit verbunden.

Makula-Degeneration (Gelber Fleck)

Es gibt die trockene und die feuchte Makula-Degeneration. Die trockene Form kommt häufiger vor.
Bei beiden Formen setzen sich weiß-gelbliche Ablagerungen (Drusen) unter der Netzhaut ab. Es handelt sich hier um Stoffwechsel-Abfallprodukte, die von den Augen nicht mehr abtransportiert werden. Sie bilden sich zwischen Netz- und Aderhaut und stören das Sehvermögen in erheblichem Maße.
Für beide Formen gibt es schulmedizinisch kaum Behandlungsmöglichkeiten.
Die feuchte Form verläuft aggressiver und wesentlich schneller als die trockene Makula-Degeneration.

Auch an dieser Stelle weise ich auf das **'7-Kräuterpulver'** von B. Heidelberger hin. Damit werden Ablagerungen verhindert und schon vorhandene aufgelöst.
Es ist immer hilfreich (auch für das Unterbewusstsein), wenn du neben den geistigen Möglichkeiten den Heilungs-Prozess durch physische Mittel unterstützt.

Heilung der Makula-Degeneration

Nachdem du das Kapitel 'Augenheilung' aus dem Buch **'Das Juwel erwacht 1'** gelesen hast, liest du nach einer Pause dieses Kapitel.

Bitte mit Stimme lesen.

Ich bitte dich, du meine geliebte allmächtige Gegenwart Gottes ICH BIN in mir, schütze und führe mich, segne mich und mein Tun. Segne meine Familie, alle Menschen, Mutter Erde und alles Sein auf und in ihr und um sie herum. Ich bitte um Liebe, Licht und Heilung für mich *(und für ... – Setze hier die Namen deiner Lieben ein!).*

Alles, was ich für mich erbitte, erbitte ich auch für ... *(Setze hier die Namen deiner Lieben ein! Es geschieht wirklich bei dir und bei allen, die du mit einbeziehst).*

Ich bin die göttliche Gegenwart, die euch, ihr meine Egos *(und ihr Egos all derer, die ich mit einbezogen habe)* **jetzt gebietet: Begebt euch sofort in Gott hinein!**
Ich bin die göttliche Gegenwart, die jetzt jede Zelle meiner Egos *(und jede Zelle der Egos all derer, die ich mit einbezogen habe)* **mit Gott verbindet.**

Ich bin die göttliche Gegenwart, die alle lebensspendenden und lebenserhaltenden Depots, ganz besonders alle Hormon- und Enzym-Depots, alle zellerneuernden und zellverjüngenden Depots, in jeder Zelle aller Körper, Systeme, Organe, Körperflüssigkeiten, DNS-Stränge, Gene und Chromosomen, in der Gesamtheit des ganzen menschlichen lebenden Wesens auf das göttlich vollkommene Maß auffüllt

und ausschüttet – jetzt, in mir *(und in denen, die ich mit einbezogen habe).*

Ich bin die göttliche Gegenwart, die jetzt alle zur vollständigen Eliminierung und Auflösung aller Urheber und Boten sämtlicher Störfaktoren, störenden Stoffe und Schadstoffe jeglicher Art, und deren Auswirkungen in jeder Zelle des gelben Flecks, der Netzhaut, der Pigmentschicht, der Bruchschen Membrane und der Aderhaut, im intra- und extrazellulären Bereich, jeder Zelle des **physischen Körpers** der Augen, notwendigen Enzyme, Co-Enzyme, proteolytischen Enzyme, Hormone und alle sonst noch benötigten Enzyme, Stoffe, Gottesflammen und Photonen in göttlich vollkommenem Maße produziert und ausschüttet – jetzt, in mir *(und in denen, die ich mit einbezogen habe). (2 x)*

Ich bin die göttliche Gegenwart, die alle lebensspendenden und lebenserhaltenden Depots, ganz besonders alle Hormon- und Enzym-Depots, alle zellerneuernden und zellverjüngenden Depots, in jeder Zelle aller Körper, Systeme, Organe, Körperflüssigkeiten, DNS-Stränge, Gene und Chromosomen, in der Gesamtheit des ganzen menschlichen lebenden Wesens auf das göttlich vollkommene Maß auffüllt und ausschüttet – jetzt, in mir *(und in denen, die ich mit einbezogen habe).*

Ich bin die göttliche Gegenwart, die jetzt alle zur vollständigen Eliminierung und Auflösung aller Urheber und Boten sämtlicher Störfaktoren, störenden Stoffe und Schadstoffe jeglicher Art, und deren Auswirkungen in jeder Zelle des gelben Flecks, der Netzhaut, der Pigmentschicht, der Bruchschen Membrane und der Aderhaut, im intra- und extrazellulären Bereich, jeder Zelle **aller Körper** der Augen, notwendigen Enzyme, Co-Enzyme, proteolytischen Enzyme, Hormone und alle sonst noch benötigten Enzyme, Stoffe, Gottesflammen und Photonen in göttlich vollkommenem Maße produziert und ausschüttet – jetzt, in mir *(und in denen, die ich mit einbezogen habe). (3 x)*

Ich bin die göttliche Gegenwart, die jetzt jede Zelle aller meiner Egos in den Strom der göttlichen Liebe einbindet.

Ich bin die göttliche Gegenwart, die alle lebensspendenden und lebenserhaltenden Depots, ganz besonders alle Hormon- und Enzym-Depots, alle zellerneuernden und zellverjüngenden Depots, in jeder Zelle aller Körper, Systeme, Organe, Körperflüssigkeiten, DNS-Stränge, Gene und Chromosomen, in der Gesamtheit des ganzen menschlichen lebenden Wesens auf das göttlich vollkommene Maß auffüllt und ausschüttet – jetzt, in mir *(und in denen, die ich mit einbezogen habe).*

Ich bin die göttliche Gegenwart, die jetzt alle zur vollständigen Eliminierung und perfekten Auflösung aller

Urheber und Boten sämtlicher **Drusen**, im intra- und extrazellulären Bereich, jeder Zelle des **physischen Körpers** der Augen, notwendigen Enzyme, Co-Enzyme, proteolytischen Enzyme, Hormone und alle sonst noch benötigten Enzyme, Stoffe, Gottesflammen und Photonen in göttlich vollkommenem Maße produziert und ausschüttet – jetzt, in mir *(und in denen, die ich mit einbezogen habe). (3 x)*

Ich bin die göttliche Gegenwart, die alle lebensspendenden und lebenserhaltenden Depots, ganz besonders alle Hormon- und Enzym-Depots, alle zellerneuernden und zellverjüngenden Depots, in jeder Zelle aller Körper, Systeme, Organe, Körperflüssigkeiten, DNS-Stränge, Gene und Chromosomen, in der Gesamtheit des ganzen menschlichen lebenden Wesens auf das göttlich vollkommene Maß auffüllt und ausschüttet – jetzt, in mir *(und in denen, die ich mit einbezogen habe).*

Ich bin die göttliche Gegenwart, die jetzt alle zur vollständigen Eliminierung und perfekten Auflösung aller Urheber und Boten sämtlicher **Drusen**, im intra- und extrazellulären Bereich, jeder Zelle **aller Körper** der Augen, notwendigen Enzyme, Co-Enzyme, proteolytischen Enzyme, Hormone und alle sonst noch benötigten Enzyme, Stoffe, Gottesflammen und Photonen in göttlich vollkommenem Maße produziert und ausschüttet – jetzt, in mir *(und in denen, die ich mit einbezogen habe). (3 x)*

Ich bin die göttliche Gegenwart, die jetzt alle zur göttlichen **Vollkommenheit** jeder Zelle aller Augen-Bestandteile, im intra- und extrazellulären Bereich, jeder Zelle aller **Körper** der Augen**,** notwendigen Enzyme, Co-Enzyme, proteolytischen Enzyme, Hormone und alle sonst noch benötigten Enzyme, Stoffe, Gottesflammen und Photonen in göttlich vollkommenem Maße produziert und ausschüttet – jetzt, in mir *(und in denen, die ich mit einbezogen habe). (3 x)*

Und so danke ich dir, du meine geliebte allmächtige Gegenwart Gottes ICH BIN in mir, für deinen Schutz und deine Führung, für alle Segnungen. Ich danke dir, du Geist Gottes, für Liebe, Licht und Heilung. Ich danke allen Erzengeln und Engeln des Lichtes und allen aufgestiegenen Meisterinnen und Meistern des Lichtes und allen himmlischen Helfern. Danke, danke, danke dem höchsten Licht, Vater-Mutter-Gott in mir und dem Christus, der ich bin.

OM. Amen.

Neid und andere Gefühls-Auflösungen

Im Folgenden möchte ich näher auf einige 'Unheile' im Gefühlsbereich eingehen. Auch sie belasten unser System schwer und vergiften es auf andere Weise und müssen befreit werden, damit der Mensch wieder in Harmonie und Balance zurückfinden kann.

Neidisch ist jemand, der glaubt etwas haben zu müssen, was der andere hat.
Das 'Ich' im Bewussten und Unbewussten lebt im Mangel-Bewusstsein.

Heilung ist einfach.

Wenn du dir deiner Göttlichkeit bewusst wirst, dort mit diesem Bewusstsein wurzelst, und wenn du ihre innewohnenden Eigenschaften von unaufhörlicher Schöpferenergie und -kraft anerkennst, dann ist Heilung passiert und die rechte Ordnung wieder hergestellt.
Das Göttliche kennt nur Fülle.

Wenn du einen Film siehst, in dem z.B. jemandem übel mitgespielt wird, und du dich mit der Person identifizierst, erzeugst du für dich mit deiner Schöpferkraft ein emotionales Feld von Unglücklichsein bzw. Mangel an Glücklichsein.

Dieses erzeugte Feld wirkt und erschafft in genau diesem Augenblick deine physischen Zellstrukturen, die ihrerseits nur auf ihren Herrn hören, auf das Ego.
Wenn du das Ego heraushältst, indem du keine Partei ergreifst, und den Film nur als Beobachter betrachtest, begibst du dich nicht in den Strudel fremder Emotionen und du bleibst in der Fülle, in der göttlichen Gegenwart und genießt die möglichen Erfahrungen in deinem menschlichen Körper.

Neid ist mit **Wohlwollen** zu heilen. Fange mit dem Wohlwollen für dich selbst an.

Missgunst ist **Neid**, meist gepaart mit einer angreifenden Energie (übergriffig). Oft entsteht sie, wenn die Person selber übergriffig behandelt worden ist *(Verletzung eines Vertrauens, der Integrität)*, bewusst oder unbewusst.
Eine Andere Form von Missgunst ist „Falsch Zeugnis reden“, eine Angriffs-Energie.

Habgier entsteht ebenfalls aus einem **Mangeldenken bzw. -fühlen**

Dem Gefühl der **Eifersucht** liegt oft eine Wunde der Verlassenheit bzw. des Verrats zugrunde, das Angst erzeugt.
Die Angst z.B., nicht zu genügen und möglicherweise wieder verlassen zu werden, erzeugt dann Eifersucht und Besitzergreifung.

Wie du an diesem Kreismodell erkennen kannst, sind oft mehrere Stationen beteiligt, die sich um das Mangeldenken drehen.
Wenn du dich hier mit deinem ganzen Sein in der „ICH BIN“ Gegenwart gründest, entsteht **Selbstliebe.**

Mangel – Fülle
Neid – Wohlwollen
Habgier – Großherzigkeit
Eifersucht/Besitzanspruch – Selbstliebe
Konkurrenz – Zufriedenheit

Frieden und Fülle – entsteht aus dem Bezug auf die göttliche Gegenwart.

Schmerz und Mangel – entsteht aus der Getrenntheit des Egos von der göttlichen Gegenwart und dem Anspruch des Egos auf die Vorherrschaft.

Wenn du dich immer wieder in der göttlichen Gegenwart verankerst, werden die Emotionen des Mangels allmählich zur Fülle (Einheit) zurückfinden.

Mangel in Fülle wandeln

Ich bitte dich, du meine geliebte allmächtige Gegenwart Gottes ICH BIN in mir, schütze und führe mich, segne mich und mein Tun. Segne meine Familie, alle Menschen, Mutter Erde und alles Sein auf und in ihr und um sie herum. Ich bitte um Liebe, Licht und Heilung für mich.

*Ich bin die göttliche Gegenwart, die jetzt jede Zelle aller meiner Egos in den Strom der göttlichen Liebe einbindet.

Ich bin die göttliche Gegenwart, die jetzt alle noch vorhandenen und gespeicherten **Mangel-Energien** in mir, im Unbewussten und Bewussten, in diesem und in allen Leben und Wirklichkeiten, von Anbeginn meines ersten Lebensstromes bis zum heutigen Tag und in alle Zukunft, in jeder Zelle der Gesamtheit meines ganzen menschlichen lebenden Wesens annimmt, anerkennt, würdigt, entlässt und umformt **in Fülle**.
*(Lass dir eine Minute Zeit. Lies es 3 mal, **ab** *!)*

Und so danke ich dir, du meine geliebte allmächtige Gegenwart Gottes ICH BIN in mir, für deinen Schutz und deine Führung, für alle Segnungen. Ich danke dir, du Geist Gottes, für Liebe, Licht und Heilung. Ich danke allen Erzengeln und Engeln des Lichtes und allen aufgestiegenen Meisterinnen und Meistern des Lichtes und allen himmlischen Helfern. Danke, danke, danke dem höchsten

Licht, Vater-Mutter-Gott in mir und dem Christus, der ich bin.

OM. Amen.

Neid in Wohlwollen wandeln

Schutz und Führung

*Ich bin die göttliche Gegenwart, die jetzt jede Zelle aller meiner Egos in den Strom der göttlichen Liebe einbindet.

Ich bin die göttliche Gegenwart, die jetzt alle noch vorhandenen und gespeicherten **Neid-Energien** in mir, im Unbewussten und Bewussten, in diesem und in allen Leben und Wirklichkeiten, von Anbeginn meines ersten Lebensstromes bis zum heutigen Tag und in alle Zukunft, in jeder Zelle der Gesamtheit meines ganzen menschlichen lebenden Wesens annimmt, anerkennt, würdigt, entlässt und umformt **in Wohlwollen**.
(Lass dir eine Minute Zeit. Lies es 3 mal, ***ab*** ****!****)*

Dank!

Habgier in Großherzigkeit wandeln

Schutz und Führung

*Ich bin die göttliche Gegenwart, die jetzt jede Zelle aller meiner Egos in den Strom der göttlichen Liebe einbindet.

Ich bin die göttliche Gegenwart, die jetzt alle noch vorhandenen und gespeicherten **Habgier-Energien** in mir, im Unbewussten und Bewussten, in diesem und in allen Leben und Wirklichkeiten, von Anbeginn meines ersten Lebensstromes bis zum heutigen Tag und in alle Zukunft, in jeder Zelle der Gesamtheit meines ganzen menschlichen lebenden Wesens annimmt, anerkennt, würdigt, entlässt und umformt in Großherzigkeit.
(Lass dir eine Minute Zeit. Lies es 3 mal, ab *!*)*
Dank!

Missgunst in Einheit wandeln

Um Schutz und Führung bitten.

*Ich bin die göttliche Gegenwart, die jetzt jede Zelle aller meiner Egos in den Strom der göttlichen Liebe einbindet.

Ich bin die göttliche Gegenwart, die jetzt alle noch vorhandenen und gespeicherten **Missgunst-Trenn-Energien**

in mir, im Unbewussten und Bewussten, in diesem und in allen Leben und Wirklichkeiten, von Anbeginn meines ersten Lebensstromes bis zum heutigen Tag und in alle Zukunft, in jeder Zelle der Gesamtheit meines ganzen menschlichen lebenden Wesens annimmt, anerkennt, würdigt, entlässt und umformt in Einheit.
*(Lass dir eine Minute Zeit. Lies es 3 mal, ab *!)*
Dank!

Angst in Vertrauen umwandeln

Ich bitte dich, du meine geliebte allmächtige Gegenwart Gottes ICH BIN in mir, schütze und führe mich, segne mich und mein Tun. Segne meine Familie, alle Menschen, Mutter Erde und alles Sein auf und in ihr und um sie herum. Ich bitte um Liebe, Licht und Heilung für mich.

Ich bin die göttliche Gegenwart, die jetzt jede Zelle aller meiner Egos in den Strom der göttlichen Liebe einbindet.

Ich bin die göttliche Gegenwart, die jetzt alle noch vorhandenen und gespeicherten Angst- und Furchtenergien, im Unbewussten und Bewussten, in diesem und in allen Leben und Wirklichkeiten, in jeder Zelle meines **physischen und ätherischen Körpers,** annimmt, anerkennt, würdigt, entlässt und umformt in Sicherheit und Geborgenheit, in

Liebe, Licht, Freude und Leichtigkeit, in reines Ur- und Gottvertrauen, in mir.
(Lass dir eine Minute Zeit)

Ich bin die göttliche Gegenwart, die jetzt alle noch vorhandenen und gespeicherten Angst- und Furchtenergien, im Unbewussten und Bewussten, in diesem und in allen Leben und Wirklichkeiten, in jeder Zelle meines **emotionalen und psychischen Körpers,** annimmt, anerkennt, würdigt, entlässt und umformt in Sicherheit und Geborgenheit, in Liebe, Licht, Freude und Leichtigkeit, in reines Ur- und Gottvertrauen, in mir.
(Lass dir eine Minute Zeit)

Ich bin die göttliche Gegenwart, die jetzt jede Zelle aller meiner Egos in den Strom der göttlichen Liebe einbindet.

Ich bin die göttliche Gegenwart, die jetzt alle noch vorhandenen und gespeicherten Angst- und Furchtenergien, im Unbewussten und Bewussten, in diesem und in allen Leben und Wirklichkeiten, in jeder Zelle meines **Denk- und Schmerzkörpers,** annimmt, anerkennt, würdigt, entlässt und umformt in Sicherheit und Geborgenheit, in Liebe, Licht, Freude und Leichtigkeit, in reines Ur- und Gottvertrauen, in mir.
(Lass dir eine Minute Zeit)

Ich bin die göttliche Gegenwart, die jetzt jede Zelle aller meiner Egos in den Strom der göttlichen Liebe einbindet.

Ich bin die göttliche Gegenwart, die jetzt alle noch vorhandenen und gespeicherten Angst- und Furchtenergien, im Unbewussten und Bewussten, in diesem und in allen Leben und Wirklichkeiten, in jeder Zelle meines **Gemütes und meines Unterbewusstseins,** annimmt, anerkennt, würdigt, entlässt und umformt in Sicherheit und Geborgenheit, in Liebe, Licht, Freude und Leichtigkeit, in reines Ur- und Gottvertrauen, in mir.
(Lass dir eine Minute Zeit)

Ich bin die göttliche Gegenwart, die jetzt alle noch vorhandenen und gespeicherten Angst- und Furchtenergien, im Unbewussten und Bewussten, in diesem und in allen Leben und Wirklichkeiten, in jeder Zelle **meiner Psyche und der Gesamtheit meines ganzen menschlichen lebenden Wesens,** annimmt, anerkennt, würdigt, entlässt und umformt in Sicherheit und Geborgenheit, in Liebe, Licht, Freude und Leichtigkeit, in reines Ur- und Gottvertrauen, in mir.
(Lass dir eine Minute Zeit)

Ich bin die göttliche Gegenwart, die jetzt jede Zelle aller meiner Egos in den Strom der göttlichen Liebe einbindet.

Ich bin die göttliche Gegenwart, die jetzt alle noch vorhandenen und gespeicherten **Angst- und Furchtsymptome,** im Unbewussten und Bewussten, in diesem und in allen Leben und Wirklichkeiten, in jeder Zelle aller meiner Körper, Systeme, Organe, Körperflüssigkeiten, DNS-Stränge, Gene, Chromosomen, in der Gesamtheit meines ganzen menschlichen lebenden Wesens, annimmt, anerkennt, würdigt, entlässt und umformt in Sicherheit und Geborgenheit, in Liebe, Licht, Freude und Leichtigkeit, in reines Ur- und Gottvertrauen, in mir.
(Lass dir eine Minute Zeit)

Und so danke ich dir, du meine geliebte allmächtige Gegenwart Gottes ICH BIN in mir, für deinen Schutz und deine Führung, für alle Segnungen. Ich danke dir, du Geist Gottes, für Liebe, Licht und Heilung. Ich danke allen Erzengeln und Engeln des Lichtes und allen aufgestiegenen Meisterinnen und Meistern des Lichtes und allen himmlischen Helfern. Danke, danke, danke dem höchsten Licht, Vater-Mutter-Gott in mir und dem Christus, der ich bin.

OM. Amen.

Wut in Liebe umwandeln

Ich bitte dich, du meine geliebte allmächtige Gegenwart Gottes ICH BIN in mir, schütze und führe mich, segne mich und mein Tun. Segne meine Familie, alle Menschen, Mutter Erde und alles Sein auf und in ihr und um sie herum. Ich bitte um Liebe, Licht und Heilung für mich.

Ich bin die göttliche Gegenwart, die jetzt jede Zelle aller meiner Egos in den Strom der göttlichen Liebe einbindet.

Ich bin die göttliche Gegenwart, die jetzt alle noch vorhandenen und gespeicherten Wut-, Groll- und Hassenergien, im Unbewussten und Bewussten, in diesem und in allen Leben und Wirklichkeiten, in jeder Zelle meines **physischen und ätherischen Körpers,** annimmt, anerkennt, würdigt, entlässt und umformt in göttliche Liebes-Energien in mir.
Ich verzichte auf Genugtuung.
(Lass dir eine Minute Zeit!)

Ich bin die göttliche Gegenwart, die jetzt jede Zelle aller meiner Egos in den Strom der göttlichen Liebe einbindet.

Ich bin die göttliche Gegenwart, die jetzt alle noch vorhandenen und gespeicherten Wut-, Groll- und Hassenergien, im Unbewussten und Bewussten, in diesem und in

allen Leben und Wirklichkeiten, in jeder Zelle meines **emotionalen und psychischen Körpers,** annimmt, anerkennt, würdigt, entlässt und umformt in göttliche Liebes-Energien in mir.
Ich verzichte auf Genugtuung.
(Lass dir eine Minute Zeit!)

Ich bin die göttliche Gegenwart, die jetzt jede Zelle aller meiner Egos in den Strom der göttlichen Liebe einbindet.

Ich bin die göttliche Gegenwart, die jetzt alle noch vorhandenen und gespeicherten Wut-, Groll- und Hassenergien, im Unbewussten und Bewussten, in diesem und in allen Leben und Wirklichkeiten, in jeder Zelle meines **Denk- und Schmerzkörpers,** annimmt, anerkennt, würdigt, entlässt und umformt in göttliche Liebes-Energien in mir.
Ich verzichte auf Genugtuung.
(Lass dir eine Minute Zeit!)

Ich bin die göttliche Gegenwart, die jetzt jede Zelle aller meiner Egos in den Strom der göttlichen Liebe einbindet.

Ich bin die göttliche Gegenwart, die jetzt alle noch vorhandenen und gespeicherten Wut-, Groll- und Hassenergien, im Unbewussten und Bewussten, in diesem und in allen Leben und Wirklichkeiten, in jeder Zelle meines **Gemütes und meines Unterbewusstseins,** annimmt, anerkennt, würdigt, entlässt und umformt in göttliche

Liebes-Energien in mir.
Ich verzichte auf Genugtuung.
(Lass dir eine Minute Zeit!)

Ich bin die göttliche Gegenwart, die jetzt jede Zelle aller meiner Egos in den Strom der göttlichen Liebe einbindet.

Ich bin die göttliche Gegenwart, die jetzt alle noch vorhandenen und gespeicherten Wut-, Groll- und Hassenergien, im Unbewussten und Bewussten, in diesem und in allen Leben und Wirklichkeiten, in jeder Zelle **meiner Psyche und der Gesamtheit meines ganzen menschlichen lebenden Wesens,** annimmt, anerkennt, würdigt, entlässt und umformt in göttliche Liebes-Energien in mir.
Ich verzichte auf Genugtuung.
(Lass dir eine Minute Zeit!)

Ich bin die göttliche Gegenwart, die jetzt jede Zelle aller meiner Egos in den Strom der göttlichen Liebe einbindet.

Ich bin die göttliche Gegenwart, die jetzt alle noch vorhandenen und gespeicherten Wut-, Groll- und Hass-Symptome, im Unbewussten und Bewussten, in diesem und in allen Leben und Wirklichkeiten, in jeder Zelle aller meiner **Körper, Systeme, Organe, Körperflüssigkeiten, DNS-Stränge, Gene, Chromosomen, in der Gesamtheit meines ganzen menschlichen lebenden Wesens,** annimmt, anerkennt, würdigt, entlässt und umformt in göttliche

Liebes-Energien in mir.
(Lass dir eine Minute Zeit!)

Und so danke ich dir, du meine geliebte allmächtige Gegenwart Gottes ICH BIN in mir, für deinen Schutz und deine Führung, für alle Segnungen. Ich danke dir, du Geist Gottes, für Liebe, Licht und Heilung. Ich danke allen Erzengeln und Engeln des Lichtes und allen aufgestiegenen Meisterinnen und Meistern des Lichtes und allen himmlischen Helfern. Danke, danke, danke dem höchsten Licht, Vater-Mutter-Gott in mir und dem Christus, der ich bin.

OM. Amen.

Ohren-Heilung

Bitte mit Stimme lesen.

Ich bitte dich, du meine geliebte allmächtige Gegenwart Gottes ICH BIN in mir, schütze und führe mich, segne mich und mein Tun. Segne meine Familie, alle Menschen, Mutter Erde und alles Sein auf und in ihr und um sie herum. Ich bitte um Liebe, Licht und Heilung für mich *(und für ... Setze hier die Namen deiner Lieben ein!).*

Alles, was ich für mich erbitte, erbitte ich auch für ... *(Setze hier die Namen deiner Lieben ein! Es geschieht wirklich bei dir und bei allen, die du mit einbeziehst).*

Ich bin die göttliche Gegenwart, die euch, ihr meine Egos *(und ihr Egos all derer, die ich mit einbezogen habe)* **jetzt gebietet: Begebt euch sofort in Gott hinein!**
Ich bin die göttliche Gegenwart, die jetzt jede Zelle meiner Egos *(und jede Zelle der Egos all derer, die ich mit einbezogen habe)* **mit Gott verbindet.**

Ich bin die göttliche Gegenwart, die alle lebensspendenden und lebenserhaltenden Depots, ganz besonders alle Hormon- und Enzym-Depots, alle zellerneuernden und zellverjüngenden Depots, in jeder Zelle aller Körper, Systeme, Organe, Körperflüssigkeiten, DNS-Stränge, Gene und

Chromosomen, in der Gesamtheit des ganzen menschlichen lebenden Wesens auf das göttlich vollkommene Maß auffüllt und ausschüttet – jetzt, in mir *(und in denen, die ich mit einbezogen habe).*

Ich bin die göttliche Gegenwart, die jetzt alle zur vollständigen Eliminierung und Auflösung aller Urheber und Boten sämtlicher Störfaktoren, störenden Stoffe und Schadstoffe jeglicher Art, und deren Auswirkungen in jeder Zelle der Ohrknorpel, Ohrmuscheln und Ohrkanäle, der Ohrtrompeten, der häutigen Labyrinthe und Gehörschnecken, des Gleichgewichtsorgans, der Hörnerven und der Nervenbündel des Gleichgewichtsorgans, der Ambosse und Steigbügel, der Trommelfelle und Gehörknöchelchen, im intra- und extrazellulären Bereich, jeder Zelle des **physischen Körpers,** notwendigen Enzyme, Co-Enzyme, proteolytischen Enzyme, Hormone und alle sonst noch benötigten Enzyme, Stoffe, Gottesflammen und Photonen in göttlich vollkommenem Maße produziert und ausschüttet – jetzt, in mir *(und in denen, die ich mit einbezogen habe).*

Ich bin die göttliche Gegenwart, die alle lebensspendenden und lebenserhaltenden Depots, ganz besonders alle Hormon- und Enzym-Depots, alle zellerneuernden und zellverjüngenden Depots, in jeder Zelle aller Körper, Systeme, Organe, Körperflüssigkeiten, DNS-Stränge, Gene und Chromosomen, in der Gesamtheit des ganzen menschlichen lebenden Wesens auf das göttlich vollkommene Maß auffüllt

und ausschüttet – jetzt, in mir *(und in denen, die ich mit einbezogen habe).*

Ich bin die göttliche Gegenwart, die jetzt alle zur vollständigen Eliminierung und Auflösung aller Urheber und Boten sämtlicher Störfaktoren, störenden Stoffe und Schadstoffe jeglicher Art, und deren Auswirkungen in jeder Zelle der Ohrknorpel, Ohrmuscheln und Ohrkanäle, der Ohrtrompeten, der häutigen Labyrinthe und Gehörschnecken, des Gleichgewichtsorgans, der Hörnerven und der Nervenbündel des Gleichgewichtsorgans, der Ambosse und Steigbügel, der Trommelfelle und Gehörknöchelchen, im intra- und extrazellulären Bereich, jeder Zelle des **Äther- und des Fühlkörpers,** notwendigen Enzyme, Co-Enzyme, proteolytischen Enzyme, Hormone und alle sonst noch benötigten Enzyme, Stoffe, Gottesflammen und Photonen in göttlich vollkommenem Maße produziert und ausschüttet – jetzt, in mir *(und in denen, die ich mit einbezogen habe).*

Ich bin die göttliche Gegenwart, die jetzt jede Zelle aller meiner Egos *(und jede Zelle der Egos all derer, die ich mit einbezogen habe)* in den Strom der göttlichen Liebe einbindet.

Ich bin die göttliche Gegenwart, die alle lebensspendenden und lebenserhaltenden Depots, ganz besonders alle Hormon- und Enzym-Depots, alle zellerneuernden und zellverjüngenden Depots, in jeder Zelle aller Körper, Systeme,

Organe, Körperflüssigkeiten, DNS-Stränge, Gene und Chromosomen, in der Gesamtheit des ganzen menschlichen lebenden Wesens auf das göttlich vollkommene Maß auffüllt und ausschüttet – jetzt, in mir *(und in denen, die ich mit einbezogen habe).*

Ich bin die göttliche Gegenwart, die jetzt alle zur vollständigen Eliminierung und Auflösung aller Urheber und Boten sämtlicher Störfaktoren, störenden Stoffe und Schadstoffe jeglicher Art, und deren Auswirkungen in jeder Zelle der Ohrknorpel, Ohrmuscheln und Ohrkanäle, der Ohrtrompeten, der häutigen Labyrinthe und Gehörschnecken, des Gleichgewichtsorgans, der Hörnerven und der Nervenbündel des Gleichgewichtsorgans, der Ambosse und Steigbügel, der Trommelfelle und Gehörknöchelchen, im intra- und extrazellulären Bereich, jeder Zelle des **psychischen Körpers und des Denkkörpers,** notwendigen Enzyme, Co-Enzyme, proteolytischen Enzyme, Hormone und alle sonst noch benötigten Enzyme, Stoffe, Gottesflammen und Photonen in göttlich vollkommenem Maße produziert und ausschüttet – jetzt, in mir *(und in denen, die ich mit einbezogen habe).*

Ich bin die göttliche Gegenwart, die alle lebensspendenden und lebenserhaltenden Depots, ganz besonders alle Hormon- und Enzym-Depots, alle zellerneuernden und zellverjüngenden Depots, in jeder Zelle aller Körper, Systeme,

Organe, Körperflüssigkeiten, DNS-Stränge, Gene und Chromosomen, in der Gesamtheit des ganzen menschlichen lebenden Wesens auf das göttlich vollkommene Maß auffüllt und ausschüttet – jetzt, in mir *(und in denen, die ich mit einbezogen habe).*

Ich bin die göttliche Gegenwart, die jetzt alle zur vollständigen Eliminierung und Auflösung aller Urheber und Boten sämtlicher Störfaktoren, störenden Stoffe und Schadstoffe jeglicher Art, und deren Auswirkungen in jeder Zelle der Ohrknorpel, Ohrmuscheln und Ohrkanäle, der Ohrtrompeten, der häutigen Labyrinthe und Gehörschnecken, des Gleichgewichtsorgans, der Hörnerven und der Nervenbündel des Gleichgewichtsorgans, der Ambosse und Steigbügel, der Trommelfelle und Gehörknöchelchen, im intra- und extrazellulären Bereich, jeder Zelle des **Schmerzkörpers,** notwendigen Enzyme, Co-Enzyme, proteolytischen Enzyme, Hormone und alle sonst noch benötigten Enzyme, Stoffe, Gottesflammen und Photonen in göttlich vollkommenem Maße produziert und ausschüttet – jetzt, in mir *(und in denen, die ich mit einbezogen habe).*

Ich bin die göttliche Gegenwart, die jetzt jede Zelle aller meiner Egos *(und jede Zelle der Egos all derer, die ich mit einbezogen habe)* in den Strom der göttlichen Liebe einbindet.

Ich bin die göttliche Gegenwart, die alle lebensspendenden und lebenserhaltenden Depots, ganz besonders alle Hormon- und Enzym-Depots, alle zellerneuernden und zellverjüngenden Depots, in jeder Zelle aller Körper, Systeme, Organe, Körperflüssigkeiten, DNS-Stränge, Gene und Chromosomen, in der Gesamtheit des ganzen menschlichen lebenden Wesens auf das göttlich vollkommene Maß auffüllt und ausschüttet – jetzt, in mir *(und in denen, die ich mit einbezogen habe).*

Ich bin die göttliche Gegenwart, die jetzt alle zur vollständigen Eliminierung und Auflösung aller Urheber und Boten sämtlicher Störfaktoren, störenden Stoffe und Schadstoffe jeglicher Art, und deren Auswirkungen in jeder Zelle der Ohrknorpel, Ohrmuscheln und Ohrkanäle, der Ohrtrompeten, der häutigen Labyrinthe und Gehörschnecken, des Gleichgewichtsorgans, der Hörnerven und der Nervenbündel des Gleichgewichtsorgans, der Ambosse und Steigbügel, der Trommelfelle und Gehörknöchelchen, im intra- und extrazellulären Bereich, jeder Zelle des **Unterbewusstseins und der Gesamtheit des ganzen menschlichen lebenden Wesens,** notwendigen Enzyme, Co-Enzyme, proteolytischen Enzyme, Hormone und alle sonst noch benötigten Enzyme, Stoffe, Gottesflammen und Photonen in göttlich vollkommenem Maße produziert und ausschüttet – jetzt, in mir *(und in denen, die ich mit einbezogen habe).*

Ich bitte dich, Meisterin Quan-Yin und euch, ihr Erzengel und Engel des Lichtes, führt alle Urheber und Boten ins Licht hinein, bis jenseits der Nebelwand oder dorthin, wo es gut ist für alle Beteiligten.
Ich danke euch von ganzem Herzen.

Nun bitte ich dich, Meisterin Quan-Yin und euch, ihr Erzengel und Engel vom violetten Feuer, vom rosa und vom gold-rubinfarbenen Licht. Lodert, lodert, lodert mit den Gnadenflammen Gottes durch die gesamten Restenergien, durch alle Requisiten, alle Gegenstände, die noch zurückgeblieben sind oder zurückgelassen wurden. Lodert, lodert, lodert durch alle Reststoffe, alle Giftstoffe, die diese Urheber, Boten und Störfaktoren und störenden Stoffe hinterlassen haben in jeder Zelle aller Körper, Systeme, Organe, Körperflüssigkeiten, DNS-Stränge, Gene und Chromosome, in der Gesamtheit des ganzen menschlichen lebenden Wesens bei mir *(und bei all denen, die ich mit einbezogen habe).* Wandelt alles um in Reinheit, Freiheit und Vollkommenheit. Und ich bitte euch, ihr Elohim, stellt den großen Himmelsstaubsauger an und saugt alles in den Lichtkanal hinein bis jenseits der Nebelwand.
Ich danke euch von ganzem Herzen.

Ich bin die göttliche Gegenwart, die jetzt jede Zelle aller meiner Egos *(und jede Zelle der Egos all derer, die ich mit einbezogen habe)* in den Strom der göttlichen Liebe einbindet.

Ich bin die göttliche Gegenwart, die alle lebensspendenden und lebenserhaltenden Depots, ganz besonders alle Hormon- und Enzym-Depots, alle zellerneuernden und zellverjüngenden Depots, in jeder Zelle aller Körper, Systeme, Organe, Körperflüssigkeiten, DNS-Stränge, Gene und Chromosomen, in der Gesamtheit des ganzen menschlichen lebenden Wesens auf das göttlich vollkommene Maß auffüllt und ausschüttet – jetzt, in mir *(und in denen, die ich mit einbezogen habe).*

Ich bin die göttliche Gegenwart, die jetzt alle zur vollständigen Eliminierung und Auflösung aller Urheber und Boten sämtlicher **Störfaktoren-Symptome, störenden Stoffe-Symptome und Schadstoffe-Symptome** und deren Auswirkungen in jeder Zelle der Ohrknorpel, Ohrmuscheln und Ohrkanäle, der Ohrtrompeten, der häutigen Labyrinthe und Gehörschnecken, des Gleichgewichtsorgans, der Hörnerven und der Nervenbündel des Gleichgewichtsorgans, der Ambosse und Steigbügel, der Trommelfelle und Gehörknöchelchen, im intra- und extrazellulären Bereich, notwendigen Enzyme, Co-Enzyme, proteolytischen Enzyme, Hormone und alle sonst noch benötigten Enzyme, Stoffe, Gottesflammen und Photonen in göttlich vollkommenem Maße produziert und ausschüttet – jetzt, in mir *(und in denen, die ich mit einbezogen habe).*

Lieber Vater in mir, lass die Energien aus meinem Herzen heraus strömen, die in meinem Gehirn *(und im Gehirn all derer, die ich mit einbezogen habe)* die Manifestationen der Urheber und Boten, die Störfaktoren, störenden Stoffe, aller Schadstoffe jeglicher Art und aller körperschädigenden Ablagerungen jeglicher Art, ganz besonders alle Bestandteile der Ohren betreffend, im Schmerzkörper vollständig zur Explosion bringen - in mir *(und in all denen, die ich mit einbezogen habe).*
(Nun etwa ***zwei*** *Minuten die Energien Gottes aus deinem Herzen strömen lassen)*

Ich bitte euch, ihr meine Brüder und Schwestern des Lichtes, sorgt dafür, dass diese Milliarden von Partikeln vom weißen Strom der Gnade aufgenommen werden - in mir *(und in all denen, die ich mit einbezogen habe).*
Ich danke euch von ganzem Herzen.

Ich bin die göttliche Gegenwart, die alle lebensspendenden und lebenserhaltenden Depots, ganz besonders alle Hormon- und Enzym-Depots, alle zellerneuernden und zellverjüngenden Depots, in jeder Zelle aller Körper, Systeme, Organe, Körperflüssigkeiten, DNS-Stränge, Gene und Chromosomen, in der Gesamtheit des ganzen menschlichen lebenden Wesens auf das göttlich vollkommene Maß auffüllt und ausschüttet – jetzt, in mir *(und in denen, die ich mit einbezogen habe).*

Ich bin die göttliche Gegenwart, die jetzt alle zur göttlichen Vollkommenheit jeder Zelle aller Bestandteile der Ohren, im intra- und extrazellulären Bereich, jeder Zelle des **physischen Körpers,** notwendigen Enzyme, Co-Enzyme, proteolytischen Enzyme, Hormone und alle sonst noch benötigten Enzyme, Stoffe, Gottesflammen und Photonen in göttlich vollkommenem Maße produziert und ausschüttet – jetzt, in mir *(und in denen, die ich mit einbezogen habe). (3 x)*

Ich bin die göttliche Gegenwart, die alle lebensspendenden und lebenserhaltenden Depots, ganz besonders alle Hormon- und Enzym-Depots, alle zellerneuernden und zellverjüngenden Depots, in jeder Zelle aller Körper, Systeme, Organe, Körperflüssigkeiten, DNS-Stränge, Gene und Chromosomen, in der Gesamtheit des ganzen menschlichen lebenden Wesens auf das göttlich vollkommene Maß auffüllt und ausschüttet – jetzt, in mir *(und in denen, die ich mit einbezogen habe).*

Ich bin die göttliche Gegenwart, die jetzt alle zur göttlichen Vollkommenheit jeder Zelle aller Bestandteile der Ohren, im intra- und extrazellulären Bereich, jeder Zelle aller **Körper,** notwendigen Enzyme, Co-Enzyme, proteolytischen Enzyme, Hormone und alle sonst noch benötigten Enzyme, Stoffe, Gottesflammen und Photonen in göttlich vollkommenem Maße produziert und ausschüttet – jetzt, in mir *(und in denen, die ich mit einbezogen habe). (3 x)*

Ich bin die göttliche Gegenwart, die mich *(und all diejenigen, die ich mit einbezogen habe)* in Gottes Schutzkraft einhüllt, für 30 Tage und 30 Nächte und darüber hinaus, bis ich aufgestiegen und frei bin.

Und so danke ich dir, du meine geliebte allmächtige Gegenwart Gottes ICH BIN in mir, für deinen Schutz und deine Führung, für alle Segnungen. Ich danke dir, du Geist Gottes, für Liebe, Licht und Heilung. Ich danke allen Erzengeln und Engeln des Lichtes und allen aufgestiegenen Meisterinnen und Meistern des Lichtes und allen himmlischen Helfern. Danke, danke, danke dem höchsten Licht, Vater-Mutter-Gott in mir und dem Christus, der ich bin.

OM. Amen.

Polyarthritis, Arthrose und Gicht (Schleim)

Bitte mit Stimme lesen.

Ich bitte dich, du meine geliebte allmächtige Gegenwart Gottes ICH BIN in mir, schütze und führe mich, segne mich und mein Tun. Segne meine Familie, alle Menschen, Mutter Erde und alles Sein auf und in ihr und um sie herum. Ich bitte um Liebe, Licht und Heilung für mich *(und für ... Setze hier die Namen deiner Lieben ein!).*

Alles, was ich für mich erbitte, erbitte ich auch für ... *(Setze hier die Namen deiner Lieben ein! Es geschieht wirklich bei dir und bei allen, die du mit einbeziehst).*

Ich bin die göttliche Gegenwart, die euch, ihr meine Egos *(und ihr Egos all derer, die ich mit einbezogen habe)* **jetzt gebietet: Begebt euch sofort in Gott hinein!**
Ich bin die göttliche Gegenwart, die jetzt jede Zelle meiner Egos *(und jede Zelle der Egos all derer, die ich mit einbezogen habe)* **mit Gott verbindet.**

Ich bin die göttliche Gegenwart, die alle lebensspendenden und lebenserhaltenden Depots, ganz besonders alle Hormon- und Enzym-Depots, alle zellerneuernden und zellverjüngenden Depots, in jeder Zelle aller Körper, Systeme, Organe, Körperflüssigkeiten, DNS-Stränge, Gene und

Chromosomen, in der Gesamtheit des ganzen menschlichen lebenden Wesens auf das göttlich vollkommene Maß auffüllt und ausschüttet – jetzt, in mir *(und in all denen, die ich mit einbezogen habe).*

(In schweren Fällen diesen Abschnitt nach jedem Durchgang lesen, damit genügend Hormone und Enzyme zur Verfügung stehen.)

Ich bin die göttliche Gegenwart, die jetzt alle zur vollständigen Eliminierung und Auflösung sämtlicher Urheber und Boten aller **Polyarthritis, Arthrose und Gicht (körperschädigenden Schleimbildung)** hervorrufende Erreger, Viren, Bakterien und Stoffe jeglicher Art und deren Auswirkungen im intra- und extrazellulären Bereich, ganz besonders in jeder Zelle **des physischen Körpers,** notwendigen Enzyme, Co-Enzyme, proteolytischen Enzyme, Hormone und alle sonst noch benötigten Enzyme, Stoffe, Gottesflammen und Photonen in göttlich vollkommenem Maße produziert und ausschüttet in mir (und in all denen, die ich mit einbezogen habe).
(etwa 5 Sekunden Zeit lassen)

Ich bin die göttliche Gegenwart, die alle lebensspendenden und lebenserhaltenden Depots, ganz besonders alle Hormon- und Enzym-Depots, alle zellerneuernden und zellverjüngenden Depots, in jeder Zelle aller Körper, Systeme,

Organe, Körperflüssigkeiten, DNS-Stränge, Gene und Chromosomen, in der Gesamtheit des ganzen menschlichen lebenden Wesens auf das göttlich vollkommene Maß auffüllt und ausschüttet – jetzt, in mir *(und in all denen, die ich mit einbezogen habe).*

Ich bin die göttliche Gegenwart, die jetzt alle zur vollständigen Eliminierung und Auflösung sämtlicher Urheber und Boten aller **Polyarthritis, Arthrose und Gicht (körperschädigenden Schleimbildung)** hervorrufenden Erregern, Viren, Bakterien und Stoffe jeglicher Art und deren Auswirkungen im intra- und extrazellulären Bereich, ganz besonders in jeder Zelle **des ätherischen und emotionalen Körpers,** notwendigen Enzyme, Co-Enzyme, proteolytischen Enzyme, Hormone und alle sonst noch benötigten Enzyme, Stoffe, Gottesflammen und Photonen in göttlich vollkommenem Maße produziert und ausschüttet in mir *(und in all denen, die ich mit einbezogen habe).*
(etwa 5 Sekunden Zeit lassen)

Ich bin die göttliche Gegenwart, die alle lebensspendenden und lebenserhaltenden Depots, ganz besonders alle Hormon- und Enzym-Depots, alle zellerneuernden und zellverjüngenden Depots, in jeder Zelle aller Körper, Systeme, Organe, Körperflüssigkeiten, DNS-Stränge, Gene und Chromosomen, in der Gesamtheit des ganzen menschlichen lebenden Wesens auf das göttlich vollkommene Maß auffüllt

und ausschüttet – jetzt, in mir *(und in all denen, die ich mit einbezogen habe).*

Ich bin die göttliche Gegenwart, die jetzt jede Zelle aller meiner Egos in den Strom der göttlichen Liebe einbindet.

Ich bin die göttliche Gegenwart, die jetzt alle zur vollständigen Eliminierung und Auflösung sämtlicher Urheber und Boten aller **Polyarthritis, Arthrose und Gicht (körperschädigenden Schleimbildung)** hervorrufenden Erregern, Viren, Bakterien und Stoffe jeglicher Art und deren Auswirkungen im intra- und extrazellulären Bereich, ganz besonders in jeder Zelle **des psychischen und mentalen Körpers,** notwendigen Enzyme, Co-Enzyme, proteolytischen Enzyme, Hormone und alle sonst noch benötigten Enzyme, Stoffe, Gottesflammen und Photonen in göttlich vollkommenem Maße produziert und ausschüttet in mir *(und in all denen, die ich mit einbezogen habe).*
(etwa 5 Sekunden Zeit lassen)

Ich bitte dich, König Pan, komm mit all deinen Helfern zu mir und zu all denen, die ich mit einbezogen habe und führe alle eliminierten Erreger zur entsprechenden Gruppenseele ins Licht hinein, bis jenseits der Nebelwand.
Ich danke euch von ganzem Herzen.

Ich bitte dich, Meisterin Quan-Yin und euch, ihr Erzengel und Engel des Lichtes, führt alle Urheber und Boten ins Licht hinein, bis jenseits der Nebelwand oder dorthin, wo es gut ist für alle Beteiligten.
Ich danke euch von ganzem Herzen.

Nun bitte ich dich, Meisterin Quan-Yin und euch, ihr Erzengel und Engel vom violetten Feuer, vom rosa und vom gold-rubinfarbenen Licht. Lodert, lodert, lodert mit den Gnadenflammen Gottes durch die gesamten Restenergien, durch alle Requisiten, alle Gegenstände, die noch zurückgeblieben sind oder zurückgelassen wurden. Lodert, lodert, lodert durch alle Reststoffe, alle Giftstoffe, die diese Urheber und Boten aller **Polyarthritis, Arthrose und Gicht (körperschädigenden Schleimbildung)** hervorrufenden Erregern, Viren, Bakterien und Stoffe jeglicher Art hinterlassen haben in jeder Zelle aller Körper, Systeme, Organe, Körperflüssigkeiten, DNS-Stränge, Gene und Chromosomen, in der Gesamtheit des ganzen menschlichen lebenden Wesens bei mir *(und in all denen, die ich mit einbezogen habe).*

Wandelt alles um in Reinheit, Freiheit und Vollkommenheit. Und ich bitte euch, ihr Elohim, stellt den großen Himmelsstaubsauger an und saugt alles in den Lichtkanal hinein bis jenseits der Nebelwand.
Ich danke euch von ganzem Herzen.

Ich bin die göttliche Gegenwart, die alle lebensspendenden und lebenserhaltenden Depots, ganz besonders alle Hormon- und Enzym-Depots, alle zellerneuernden und zellverjüngenden Depots, in jeder Zelle aller Körper, Systeme, Organe, Körperflüssigkeiten, DNS-Stränge, Gene und Chromosomen, in der Gesamtheit des ganzen menschlichen lebenden Wesens auf das göttlich vollkommene Maß auffüllt und ausschüttet – jetzt, in mir *(und in all denen, die ich mit einbezogen habe).*

Ich bin die göttliche Gegenwart, die jetzt jede Zelle aller meiner Egos in den Strom der göttlichen Liebe einbindet.

Ich bin die göttliche Gegenwart, die jetzt alle zur vollständigen Eliminierung und Auflösung sämtlicher Urheber und Boten aller **Polyarthritis, Arthrose und Gicht (körperschädigenden Schleimbildung)** hervorrufenden Erregern, Viren, Bakterien und Stoffe jeglicher Art und deren Auswirkungen im intra- und extrazellulären Bereich, ganz besonders in jeder Zelle der **physischen und ätherischen DNS,** notwendigen Enzyme, Co-Enzyme, proteolytischen Enzyme, Hormone und alle sonst noch benötigten Enzyme, Stoffe, Gottesflammen und Photonen in göttlich vollkommenem Maße produziert und ausschüttet in mir *(und in all denen, die ich mit einbezogen habe).*
(etwa 5 Sekunden Zeit lassen)

Ich bin die göttliche Gegenwart, die alle lebensspendenden und lebenserhaltenden Depots, ganz besonders alle Hormon- und Enzym-Depots, alle zellerneuernden und zellverjüngenden Depots, in jeder Zelle aller Körper, Systeme, Organe, Körperflüssigkeiten, DNS-Stränge, Gene und Chromosomen, in der Gesamtheit des ganzen menschlichen lebenden Wesens auf das göttlich vollkommene Maß auffüllt und ausschüttet – jetzt, in mir *(und in all denen, die ich mit einbezogen habe).*

Ich bin die göttliche Gegenwart, die jetzt alle zur vollständigen Eliminierung und Auflösung sämtlicher Urheber und Boten aller **Polyarthritis, Arthrose und Gicht (körperschädigenden Schleimbildung)** hervorrufenden Erregern, Viren, Bakterien und Stoffe jeglicher Art und deren Auswirkungen im intra- und extrazellulären Bereich, ganz besonders in jeder Zelle der **emotionalen und psychischen DNS,** notwendigen Enzyme, Co-Enzyme, proteolytischen Enzyme, Hormone und alle sonst noch benötigten Enzyme, Stoffe, Gottesflammen und Photonen in göttlich vollkommenem Maße produziert und ausschüttet in mir *(und in all denen, die ich mit einbezogen habe).*
(etwa 5 Sekunden Zeit lassen)

Ich bin die göttliche Gegenwart, die alle lebensspendenden und lebenserhaltenden Depots, ganz besonders alle Hormon- und Enzym-Depots, alle zellerneuernden und zellver-

jüngenden Depots, in jeder Zelle aller Körper, Systeme, Organe, Körperflüssigkeiten, DNS-Stränge, Gene und Chromosomen, in der Gesamtheit des ganzen menschlichen lebenden Wesens auf das göttlich vollkommene Maß auffüllt und ausschüttet – jetzt, in mir *(und in all denen, die ich mit einbezogen habe).*

Ich bin die göttliche Gegenwart, die jetzt jede Zelle aller meiner Egos in den Strom der göttlichen Liebe einbindet.

Ich bin die göttliche Gegenwart, die jetzt alle zur vollständigen Eliminierung und Auflösung sämtlicher Urheber und Boten aller **Polyarthritis, Arthrose und Gicht (körperschädigenden Schleimbildung)** hervorrufenden Erregern, Viren, Bakterien und Stoffe jeglicher Art und deren Auswirkungen im intra- und extrazellulären Bereich, ganz besonders in jeder Zelle der **mentalen und geistigen DNS,** notwendigen Enzyme, Co-Enzyme, proteolytischen Enzyme, Hormone und alle sonst noch benötigten Enzyme, Stoffe, Gottesflammen und Photonen in göttlich vollkommenem Maße produziert und ausschüttet in mir *(und in all denen, die ich mit einbezogen habe).*
(etwa 5 Sekunden Zeit lassen)

Ich bin die göttliche Gegenwart, die alle lebensspendenden und lebenserhaltenden Depots, ganz besonders alle Hormon- und Enzym-Depots, alle zellerneuernden und zellver-

jüngenden Depots, in jeder Zelle aller Körper, Systeme, Organe, Körperflüssigkeiten, DNS-Stränge, Gene und Chromosomen, in der Gesamtheit des ganzen menschlichen lebenden Wesens auf das göttlich vollkommene Maß auffüllt und ausschüttet – jetzt, in mir *(und in all denen, die ich mit einbezogen habe).*

Ich bin die göttliche Gegenwart, die jetzt jede Zelle aller meiner Egos in den Strom der göttlichen Liebe einbindet.

Ich bin die göttliche Gegenwart, die jetzt alle zur vollständigen Eliminierung und Auflösung sämtlicher Urheber und Boten aller **Polyarthritis, Arthrose und Gicht (körperschädigenden Schleimbildung)** hervorrufenden Erregern, Viren, Bakterien und Stoffe jeglicher Art und deren Auswirkungen im intra- und extrazellulären Bereich, ganz besonders in jeder Zelle **aller DNS-Stränge,** notwendigen Enzyme, Co-Enzyme, proteolytischen Enzyme, Hormone und alle sonst noch benötigten Enzyme, Stoffe, Gottesflammen und Photonen in göttlich vollkommenem Maße produziert und ausschüttet in mir *(und in all denen, die ich mit einbezogen habe).*
(etwa 5 Sekunden Zeit lassen)

Ich bin die göttliche Gegenwart, die alle lebensspendenden und lebenserhaltenden Depots, ganz besonders alle Hormon- und Enzym-Depots, alle zellerneuernden und zellver-

jüngenden Depots, in jeder Zelle aller Körper, Systeme, Organe, Körperflüssigkeiten, DNS-Stränge, Gene und Chromosomen, in der Gesamtheit des ganzen menschlichen lebenden Wesens auf das göttlich vollkommene Maß auffüllt und ausschüttet – jetzt, in mir *(und in all denen, die ich mit einbezogen habe).*

Ich bin die göttliche Gegenwart, die jetzt jede Zelle aller meiner Egos in den Strom der göttlichen Liebe einbindet.

Ich bin die göttliche Gegenwart, die jetzt alle zur vollständigen Eliminierung und Auflösung sämtlicher Urheber und Boten aller **Polyarthritis, Arthrose und Gicht (körperschädigenden Schleimbildung)** hervorrufenden Erregern, Viren, Bakterien und Stoffe jeglicher Art und deren Auswirkungen im intra- und extrazellulären Bereich, ganz besonders in jeder Zelle **aller Gene,** notwendigen Enzyme, Co-Enzyme, proteolytischen Enzyme, Hormone und alle sonst noch benötigten Enzyme, Stoffe, Gottesflammen und Photonen in göttlich vollkommenem Maße produziert und ausschüttet in mir *(und in all denen, die ich mit einbezogen habe).*
(etwa 5 Sekunden Zeit lassen)

Ich bin die göttliche Gegenwart, die alle lebensspendenden und lebenserhaltenden Depots, ganz besonders alle Hormon- und Enzym-Depots, alle zellerneuernden und zellver-

jüngenden Depots, in jeder Zelle aller Körper, Systeme, Organe, Körperflüssigkeiten, DNS-Stränge, Gene und Chromosomen, in der Gesamtheit des ganzen menschlichen lebenden Wesens auf das göttlich vollkommene Maß auffüllt und ausschüttet – jetzt, in mir *(und in all denen, die ich mit einbezogen habe).*

Ich bin die göttliche Gegenwart, die jetzt alle zur vollständigen Eliminierung und Auflösung sämtlicher Urheber und Boten aller **Polyarthritis, Arthrose und Gicht (körperschädigenden Schleimbildung)** hervorrufenden Erregern, Viren, Bakterien und Stoffe jeglicher Art und deren Auswirkungen im intra- und extrazellulären Bereich, ganz besonders in jeder Zelle **aller Chromosomen,** notwendigen Enzyme, Co-Enzyme, proteolytischen Enzyme, Hormone und alle sonst noch benötigten Enzyme, Stoffe, Gottesflammen und Photonen in göttlich vollkommenem Maße produziert und ausschüttet in mir *(und in all denen, die ich mit einbezogen habe).*
(etwa 5 Sekunden Zeit lassen)

Ich bitte dich, König Pan, komm mit all deinen Helfern zu mir und zu all denen, die ich mit einbezogen habe und führe alle eliminierten Erreger zur entsprechenden Gruppenseele ins Licht hinein, bis jenseits der Nebelwand.
Ich danke euch von ganzem Herzen.

Ich bitte dich, Meisterin Quan-Yin und euch, ihr Erzengel und Engel des Lichtes, führt alle Urheber und Boten ins Licht hinein, bis jenseits der Nebelwand oder dorthin, wo es gut ist für alle Beteiligten.
Ich danke euch von ganzem Herzen.

Nun bitte ich dich, Meisterin Quan-Yin und euch, ihr Erzengel und Engel vom violetten Feuer, vom rosa und vom gold-rubinfarbenen Licht. Lodert, lodert, lodert mit den Gnadenflammen Gottes durch die gesamten Restenergien, durch alle Requisiten, alle Gegenstände, die noch zurückgeblieben sind oder zurückgelassen wurden. Lodert, lodert, lodert durch alle Reststoffe, alle Giftstoffe, die diese Urheber und Boten aller **Polyarthritis, Arthrose und Gicht (körperschädigenden Schleimbildung)** hervorrufenden Erregern, Viren, Bakterien und Stoffe jeglicher Art hinterlassen haben in jeder Zelle aller Körper, Systeme, Organe, Körperflüssigkeiten, DNS-Stränge, Gene und Chromosomen, in der Gesamtheit des ganzen menschlichen lebenden Wesens bei mir *(und bei all denen, die ich mit einbezogen habe).*

Wandelt alles um in Reinheit, Freiheit und Vollkommenheit. Und ich bitte euch, ihr Elohim, stellt den großen Himmelsstaubsauger an und saugt alles in den Lichtkanal hinein bis jenseits der Nebelwand.
Ich danke euch von ganzem Herzen.

Ich bitte dich, Meisterin Quan-Yin und euch, ihr Erzengel und Engel vom violetten Feuer, vom rosa und vom goldrubinfarbenen Licht: Lodert, lodert, lodert mit den Gnadenflammen Gottes durch alle, durch die Urheber und Boten aller **Polyarthritis, Arthrose und Gicht (körperschädigenden Schleimbildung)** hervorrufenden Erregern, Viren, Bakterien und Stoffe jeglicher Art veränderten DNS-Stränge, Gene und Chromosomen! Transformiert sie vollständig!

Ich bin die göttliche Gegenwart, die alle veränderten DNS-Stränge, Gene und Chromosomen vollständig transformiert – jetzt, in mir *(und in all denen, die ich mit einbezogen habe).*
Ich bitte euch, ihr Elohim, stellt den großen Himmelsstaubsauger an und saugt alles in den Lichtkanal hinein bis jenseits der Nebelwand.
Ich danke euch von ganzem Herzen.
(1 Minute Pause)

Ich bin die göttliche Gegenwart, die alle transformierten DNS-Stränge, Gene und Chromosomen durch göttlich vollkommene DNS-Stränge, Gene und Chromosomen nach dem ursprünglich göttlich vollkommenen Plan ersetzt – jetzt, in mir *(und in all denen, die ich mit einbezogen habe).*

Ich bin die göttliche Gegenwart, die alle lebensspendenden und lebenserhaltenden Depots, ganz besonders alle Hormon- und Enzym-Depots, alle zellerneuernden und zellver-

jüngenden Depots, in jeder Zelle aller Körper, Systeme, Organe, Körperflüssigkeiten, DNS-Stränge, Gene und Chromosomen, in der Gesamtheit des ganzen menschlichen lebenden Wesens auf das göttlich vollkommene Maß auffüllt und ausschüttet – jetzt, in mir *(und in all denen, die ich mit einbezogen habe).*

Ich bin die göttliche Gegenwart, die jetzt jede Zelle aller meiner Egos in den Strom der göttlichen Liebe einbindet.

Ich bin die göttliche Gegenwart, die jetzt alle zur vollständigen Eliminierung und Auflösung sämtlicher Urheber und Boten aller **Polyarthritis, Arthrose und Gicht (körperschädigende Schleimbildung)** hervorrufenden Erregern, Viren, Bakterien und Stoffe jeglicher Art und deren Auswirkungen im intra- und extrazellulären Bereich, ganz besonders in jeder Zelle **des Gemütes und des Unterbewusstseins,** notwendigen Enzyme, Co-Enzyme, proteolytischen Enzyme, Hormone und alle sonst noch benötigten Enzyme, Stoffe, Gottesflammen und Photonen in göttlich vollkommenem Maße produziert und ausschüttet in mir *(und in all denen, die ich mit einbezogen habe).*
(etwa 5 Sekunden Zeit lassen)

Ich bin die göttliche Gegenwart, die jetzt alle zur vollständigen Eliminierung und Auflösung sämtlicher Urheber und Boten aller **Polyarthritis, Arthrose und Gicht**

(körperschädigende Schleimbildung) hervorrufenden Erregern, Viren, Bakterien und Stoffe jeglicher Art und deren Auswirkungen im intra- und extrazellulären Bereich, ganz besonders in jeder Zelle **der Psyche und des Schmerzkörpers,** notwendigen Enzyme, Co-Enzyme, proteolytischen Enzyme, Hormone und alle sonst noch benötigten Enzyme, Stoffe, Gottesflammen und Photonen in göttlich vollkommenem Maße produziert und ausschüttet in mir *(und in all denen, die ich mit einbezogen habe).*

(etwa 1 Minute Zeit lassen)

Ich bin die göttliche Gegenwart, die alle lebensspendenden und lebenserhaltenden Depots, ganz besonders alle Hormon- und Enzym-Depots, alle zellerneuernden und zellverjüngenden Depots, in jeder Zelle aller Körper, Systeme, Organe, Körperflüssigkeiten, DNS-Stränge, Gene und Chromosomen, in der Gesamtheit des ganzen menschlichen lebenden Wesens auf das göttlich vollkommene Maß auffüllt und ausschüttet – jetzt, in mir *(und in all denen, die ich mit einbezogen habe).*

Ich bin die göttliche Gegenwart, die jetzt jede Zelle aller meiner Egos in den Strom der göttlichen Liebe einbindet.

Ich bin die göttliche Gegenwart, die jetzt alle zur vollständigen Eliminierung und Auflösung sämtlicher Urheber und Boten aller **Polyarthritis, Arthrose und Gicht**

(körperschädigende Schleimbildung) hervorrufenden Erregern, Viren, Bakterien und Stoffe jeglicher Art und deren Auswirkungen im intra- und extrazellulären Bereich, ganz besonders in jeder Zelle **der Gesamtheit des ganzen menschlichen Wesens,** notwendigen Enzyme, Co-Enzyme, proteolytischen Enzyme, Hormone und alle sonst noch benötigten Enzyme, Stoffe, Gottesflammen und Photonen in göttlich vollkommenem Maße produziert und ausschüttet in mir *(und in all denen, die ich mit einbezogen habe).*
(etwa 5 Sekunden Zeit lassen)

Ich bin die göttliche Gegenwart, die alle lebensspendenden und lebenserhaltenden Depots, ganz besonders alle Hormon- und Enzym-Depots, alle zellerneuernden und zellverjüngenden Depots, in jeder Zelle aller Körper, Systeme, Organe, Körperflüssigkeiten, DNS-Stränge, Gene und Chromosomen, in der Gesamtheit des ganzen menschlichen lebenden Wesens auf das göttlich vollkommene Maß auffüllt und ausschüttet – jetzt, in mir *(und in all denen, die ich mit einbezogen habe).*

Ich bin die göttliche Gegenwart, die jetzt alle zur vollständigen Eliminierung und Auflösung sämtlicher Urheber und Boten aller **Polyarthritis-, Arthrose- und Gicht-Symptome (körperschädigende Schleimbildungs-Symptome)** in jeder Zelle des gesamten Immunsystems, des Lymphsystems, aller Lymphorgane, Lymphknoten, Lymphflüssigkeiten, des Blutsystems und des Blutes, des Binde-,

Fett-, Muskel- und Sehnengewebes und in allen Transitstrecken, in jeder Zelle aller Knochen- und Knorpelsubstanz aller Knochen und Knorpel, in jeder Zelle aller Nervensysteme, Nervenzentren, Nervenbahnen, Nervenenden, des Rückenmarks, des Stammhirns, des limbischen Systems, der Großhirnrinde und aller Synapsen, notwendigen Enzyme, Co-Enzyme, proteolytischen Enzyme, Hormone und alle sonst noch benötigten Enzyme, Stoffe, Gottesflammen und Photonen in göttlich vollkommenem Maße produziert und ausschüttet in mir *(und in all denen, die ich mit einbezogen habe).*
(etwa 5 Sekunden Zeit lassen)

Ich bitte dich, König Pan, komm mit all deinen Helfern zu mir und zu all denen, die ich mit einbezogen habe und führe alle eliminierten Erreger zur entsprechenden Gruppenseele ins Licht hinein, bis jenseits der Nebelwand.
Ich danke euch von ganzem Herzen.

Ich bitte dich, Meisterin Quan-Yin und euch, ihr Erzengel und Engel des Lichtes, führt alle Urheber und Boten ins Licht hinein, bis jenseits der Nebelwand oder dorthin, wo es gut ist für alle Beteiligten.
Ich danke euch von ganzem Herzen.

Nun bitte ich dich, Meisterin Quan-Yin und euch, ihr Erzengel und Engel vom violetten Feuer, vom rosa und vom gold-rubinfarbenen Licht. Lodert, lodert, lodert mit den

Gnadenflammen Gottes durch die gesamten Restenergien, durch alle Requisiten, alle Gegenstände, die noch zurückgeblieben sind oder zurückgelassen wurden. Lodert, lodert, lodert durch alle Reststoffe, alle Giftstoffe, die diese Urheber und Boten **Polyarthritis, Arthrose und Gicht (körperschädigende Schleimbildung)** hervorrufenden Erregern, Viren, Bakterien und Stoffe jeglicher Art hinterlassen haben in jeder Zelle aller Körper, Systeme, Organe, Körperflüssigkeiten, DNS-Stränge, Gene und Chromosomen, in der Gesamtheit des ganzen menschlichen lebenden Wesens bei mir *(und in all denen, die ich mit einbezogen habe).*

Wandelt alles um in Reinheit, Freiheit und Vollkommenheit. Und ich bitte euch, ihr Elohim, stellt den großen Himmelsstaubsauger an und saugt alles in den Lichtkanal hinein bis jenseits der Nebelwand.
Ich danke euch von ganzem Herzen.

Ich bin die göttliche Gegenwart, die alle lebensspendenden und lebenserhaltenden Depots, ganz besonders alle Hormon- und Enzym-Depots, alle zellerneuernden und zellverjüngenden Depots, in jeder Zelle aller Körper, Systeme, Organe, Körperflüssigkeiten, DNS-Stränge, Gene und Chromosomen, in der Gesamtheit des ganzen menschlichen lebenden Wesens auf das göttlich vollkommene Maß auffüllt und ausschüttet – jetzt, in mir *(und in all denen, die ich mit einbezogen habe).*

Ich bitte dich, Meisterin Quan-Yin und euch, ihr Erzengel und Engel des Lichtes, löscht die Erinnerung und die Idee der Urheber und Boten aller **Polyarthritis, Arthrose und Gicht (körperschädigende Schleimbildung)** hervorrufenden Erregern, Viren, Bakterien und Stoffe jeglicher Art und deren Auswirkungen in jeder Zelle des Seins in mir *(und in denen, die ich mit einbezogen habe).*

Ich bitte dich, Meisterin Quan-Yin und euch, ihr Erzengel und Engel des Lichtes, löscht sämtliche Entwicklungsstadien der Urheber und Boten aller **Polyarthritis, Arthrose und Gicht (körperschädigende Schleimbildung)** hervorrufenden Erregern, Viren, Bakterien und Stoffe jeglicher Art und deren Auswirkungen vom geistigen Prinzip her bis zur Materie in jeder Zelle aller Körper, Systeme, Organe, Körperflüssigkeiten, DNS-Stränge, Gene und Chromosomen, in der Gesamtheit des ganzen menschlichen lebenden Wesens in mir *(und in all denen, die ich mit einbezogen habe).*
Ich danke euch von ganzem Herzen.

Ich bin die göttliche Gegenwart, die alle Schockenergien in jeder Zelle aller Körper, Systeme, Organe, Körperflüssigkeiten, DNS-Stränge, Gene und Chromosomen, in jeder Zelle des Gemütes, des Unterbewusstseins, der Seele, der Psyche, des Geistes, in der Gesamtheit des ganzen menschlichen lebenden Wesens umformt in Sicherheit und Geborgenheit, Liebe, Licht, Freude und Leichtigkeit, in reines Ur- und Gottvertrauen in mir *(und in all denen, die ich mit einbezogen habe)* – jetzt.

Lieber Vater in mir, lass die Energien aus meinem Herzen heraus strömen, die in meinem Gehirn *(und im Gehirn all derer, die ich mit einbezogen habe)* die Manifestationen der Urheber und Boten, die **Polyarthritis, Arthrose und Gicht (körperschädigende Schleimbildung)** hervorrufenden Erregern, Viren, Bakterien und Stoffe jeglicher Art, im Schmerzkörper zur Explosion bringen.
*(Nun etwa **zwei Minuten** die Energien Gottes aus deinem Herzen strömen lassen)*

Ich bitte euch, ihr meine Brüder und Schwestern des Lichtes, sorgt dafür, dass diese Milliarden von Partikeln jetzt vom weißen Strom der Gnade aufgenommen werden, bei mir *(und bei all denen, die ich mit einbezogen habe).*
Ich danke euch von ganzem Herzen.

Ich bin die göttliche Gegenwart, die mich *(und in all diejenigen, die ich mit einbezogen habe)* in Gottes Schutzkraft einhüllt für 30 Tage und 30 Nächte.

Und so danke ich dir, du meine geliebte allmächtige Gegenwart Gottes ICH BIN in mir, für deinen Schutz und deine Führung, für alle Segnungen. Ich danke dir, du Geist Gottes, für Liebe, Licht und Heilung. Ich danke allen Erzengeln und Engeln des Lichtes und allen aufgestiegenen Meisterinnen und Meistern des Lichtes und allen himmlischen Helfern. Danke, danke, danke dem höchsten Licht, Vater-Mutter-Gott in mir und dem Christus, der ich bin.

OM. Amen.

Radionuklide im menschlichen Körper

Es ist nicht zu verhindern, dass natürliche Radionuklide in den menschlichen Körper gelangen, weil die Erdmaterie von Natur aus radioaktiv ist.
Blei-210 und Polonium-210 entstehen in der Atmosphäre als Folgeprodukt des Radons. Radon kommt überall aus dem Boden heraus. In einem Haus sind die Radon-Konzentrationen im Keller am stärksten.

Radionuklide können nicht nur aus dem Boden aufgenommen werden, sondern auch durch die Blätter der Pflanzen aus der Luft 'herausgefiltert' werden.

Bei dem Reaktorunfall (Kernschmelze) in Tschernobyl im April 1986 sind gewaltige Mengen künstlicher Radionuklide freigesetzt worden, die auf der ganzen Erde nachzuweisen sind.

In Fukushima sind bei drei bzw. vier Reaktoren die Kerne geschmolzen und in der Erde verschwunden. Die radioaktive Strahlung kommt nun in weitem Umkreis der Reaktoren aus der Erde, wie in Tschernobyl, und verteilt sich über verschiedene Kreisläufe über die ganze Erde.

Radioaktive Stoffe gelangen direkt oder indirekt in den menschlichen Körper:

- über die Bronchien und Lungen
- über den Verdauungskanal
- durch die intakte Haut
- durch Wunden oder über andere natürliche oder künstliche Körperöffnungen

Die häufigsten Wege sind die Lungen und der Verdauungskanal.
Inkorporierte Radionuklide (Aufnahme chemischer und radioaktiver Substanzen) werden teilweise durch die Zellschichten ins Blutkreislauf- und Lymphsystem aufgenommen (resorbiert). Der Rest wird über Nieren, Darm und Lungen wieder ausgeschieden.

Unterschiedliche Radionuklide haben auch unterschiedliche Ablagerungsstätten.

Z.B.:

- Uran-238 in Nieren und Knochen
- Radium-226 in den Knochen
- Kalium in der Muskulatur
- Strontium in den Knochen
- Jod in der Schilddrüse

Die Verweilzeit der Radionuklide im Körper ist unterschiedlich.
Im letzten Jahr wandten sich auffällig viele Menschen mit schnell wachsenden Tumoren, besonders aus Österreich, der Schweiz, aus Bayern und Baden-Württemberg, an mich. Das Wachstum konnte ich durch die Eliminierung der Radionuklide stoppen.

Eliminierung der Radionuklide

Ich bitte dich, du meine geliebte allmächtige Gegenwart Gottes ICH BIN in mir, schütze und führe mich, segne mich und mein Tun. Segne meine Familie, alle Menschen, Mutter Erde und alles Sein auf und in ihr und um sie herum. Ich bitte um Liebe, Licht und Heilung für mich *(und für ... – Setze hier die Namen deiner Lieben ein!).*

Alles, was ich für mich erbitte, erbitte ich auch für ... *(Setze hier die Namen deiner Lieben ein! Es geschieht wirklich bei dir und bei allen, die du mit einbeziehst).*

Ich bin die göttliche Gegenwart, die euch, ihr meine Egos *(und ihr Egos all derer, die ich mit einbezogen habe)* **jetzt gebietet: Begebt euch sofort in Gott hinein!**
Ich bin die göttliche Gegenwart, die jetzt jede Zelle aller meiner Egos *(und jede Zelle der Egos all derer, die ich mit einbezogen habe)* **mit Gott verbindet.**

Ich bin die göttliche Gegenwart, die alle lebensspendenden und lebenserhaltenden Depots, ganz besonders alle Hormon- und Enzym-Depots, alle zellerneuernden und zellverjüngenden Depots, in jeder Zelle aller Körper, Systeme, Organe, Körperflüssigkeiten, DNS-Stränge, Gene und Chromosomen, in der Gesamtheit des ganzen menschlichen lebenden Wesens auf das göttlich vollkommene Maß auffüllt und ausschüttet – jetzt, in mir *(und in all denen, die ich mit einbezogen habe).*

(In schweren Fällen diesen Abschnitt nach jedem Durchgang lesen, damit genügend Hormone und Enzyme zur Verfügung stehen.)

Ich bin die göttliche Gegenwart, die jetzt alle zur vollständigen Eliminierung und Auflösung sämtlicher Urheber und Boten aller **Radionuklide** jeglicher Art und deren Auswirkungen im intra- und extrazellulären Bereich, ganz besonders in jeder Zelle **des physischen Körpers,** notwendigen Enzyme, Co-Enzyme, proteolytischen Enzyme, Hormone und alle sonst noch benötigten Enzyme, Stoffe, Gottesflammen und Photonen in göttlich vollkommenem Maße produziert und ausschüttet in mir *(und in all denen, die ich mit einbezogen habe).*
(etwa 5 Sekunden Zeit lassen)

Ich bin die göttliche Gegenwart, die alle lebensspendenden und lebenserhaltenden Depots, ganz besonders alle

Hormon- und Enzym-Depots, alle zellerneuernden und zellverjüngenden Depots, in jeder Zelle aller Körper, Systeme, Organe, Körperflüssigkeiten, DNS-Stränge, Gene und Chromosomen, in der Gesamtheit des ganzen menschlichen lebenden Wesens auf das göttlich vollkommene Maß auffüllt und ausschüttet – jetzt, in mir *(und in all denen, die ich mit einbezogen habe).*

Ich bin die göttliche Gegenwart, die jetzt alle zur vollständigen Eliminierung und Auflösung sämtlicher Urheber und Boten aller **Radionuklide** jeglicher Art und deren Auswirkungen im intra- und extrazellulären Bereich, ganz besonders in jeder Zelle **des Äther- und des Fühlkörpers,** notwendigen Enzyme, Co-Enzyme, proteolytischen Enzyme, Hormone und alle sonst noch benötigten Enzyme, Stoffe, Gottesflammen und Photonen in göttlich vollkommenem Maße produziert und ausschüttet in mir *(und in all denen, die ich mit einbezogen habe).*
(etwa 5 Sekunden Zeit lassen)

Ich bin die göttliche Gegenwart, die jetzt jede Zelle aller meiner Egos in den Strom der göttlichen Liebe einbindet.

Ich bin die göttliche Gegenwart, die alle lebensspendenden und lebenserhaltenden Depots, ganz besonders alle Hormon- und Enzym-Depots, alle zellerneuernden und zellverjüngenden Depots, in jeder Zelle aller Körper,

Systeme, Organe, Körperflüssigkeiten, DNS-Stränge, Gene und Chromosomen, in der Gesamtheit des ganzen menschlichen lebenden Wesens auf das göttlich vollkommene Maß auffüllt und ausschüttet – jetzt, in mir *(und in all denen, die ich mit einbezogen habe).*

Ich bin die göttliche Gegenwart, die jetzt alle zur vollständigen Eliminierung und Auflösung sämtlicher Urheber und Boten aller **Radionuklide** jeglicher Art und deren Auswirkungen im intra- und extrazellulären Bereich, ganz besonders in jeder Zelle **des psychischen und des Mentalkörpers,** notwendigen Enzyme, Co-Enzyme, proteolytischen Enzyme, Hormone und alle sonst noch benötigten Enzyme, Stoffe, Gottesflammen und Photonen in göttlich vollkommenem Maße produziert und ausschüttet in mir *(und in all denen, die ich mit einbezogen habe).*
(etwa 5 Sekunden Zeit lassen)

Ich bitte dich, Meisterin Quan-Yin und euch, ihr Erzengel und Engel des Lichtes, führt alle Urheber und Boten ins Licht hinein, bis jenseits der Nebelwand oder dorthin, wo es gut ist für alle Beteiligten.
Ich danke euch von ganzem Herzen.

Nun bitte ich dich, Meisterin Quan-Yin und euch, ihr Erzengel und Engel vom violetten Feuer, vom rosa und vom gold-rubinfarbenen Licht. Lodert, lodert, lodert mit

den Gnadenflammen Gottes durch die gesamten Restenergien, durch alle Requisiten, alle Gegenstände, die noch zurückgeblieben sind oder zurückgelassen wurden. Lodert, lodert, lodert durch alle Reststoffe, alle Giftstoffe, die diese Urheber und Boten aller **Radionuklide** jeglicher Art hinterlassen haben in jeder Zelle aller Körper, Systeme, Organe, Körperflüssigkeiten, DNS-Stränge, Gene und Chromosomen, in der Gesamtheit des ganzen menschlichen lebenden Wesens bei mir *(und bei all denen, die ich mit einbezogen habe).*
Wandelt alles um in Reinheit, Freiheit und Vollkommenheit. Und ich bitte euch, ihr Elohim, stellt den großen Himmelsstaubsauger an und saugt alles in den Lichtkanal hinein bis jenseits der Nebelwand.
Ich danke euch von ganzem Herzen.

Ich bin die göttliche Gegenwart, die alle lebensspendenden und lebenserhaltenden Depots, ganz besonders alle Hormon- und Enzym-Depots, alle zellerneuernden und zellverjüngenden Depots, in jeder Zelle aller Körper, Systeme, Organe, Körperflüssigkeiten, DNS-Stränge, Gene und Chromosomen, in der Gesamtheit des ganzen menschlichen lebenden Wesens auf das göttlich vollkommene Maß auffüllt und ausschüttet – jetzt, in mir *(und in all denen, die ich mit einbezogen habe).*

Ich bin die göttliche Gegenwart, die jetzt jede Zelle aller meiner Egos in den Strom der göttlichen Liebe einbindet.

Ich bin die göttliche Gegenwart, die jetzt alle zur vollständigen Eliminierung und Auflösung sämtlicher Urheber und Boten aller **Radionuklide** jeglicher Art und deren Auswirkungen im intra- und extrazellulären Bereich, ganz besonders in jeder Zelle der **physischen und der ätherischen DNS,** notwendigen Enzyme, Co-Enzyme, proteolytischen Enzyme, Hormone und alle sonst noch benötigten Enzyme, Stoffe, Gottesflammen und Photonen in göttlich vollkommenem Maße produziert und ausschüttet in mir *(und in all denen, die ich mit einbezogen habe).*
(etwa 5 Sekunden Zeit lassen)

Ich bin die göttliche Gegenwart, die alle lebensspendenden und lebenserhaltenden Depots, ganz besonders alle Hormon- und Enzym-Depots, alle zellerneuernden und zellverjüngenden Depots, in jeder Zelle aller Körper, Systeme, Organe, Körperflüssigkeiten, DNS-Stränge, Gene und Chromosomen, in der Gesamtheit des ganzen menschlichen lebenden Wesens auf das göttlich vollkommene Maß auffüllt und ausschüttet – jetzt, in mir *(und in all denen, die ich mit einbezogen habe).*

Ich bin die göttliche Gegenwart, die jetzt alle zur vollständigen Eliminierung und Auflösung sämtlicher Urheber und Boten aller **Radionuklide** jeglicher Art und deren Auswirkungen im intra- und extrazellulären Bereich, ganz besonders in jeder Zelle der **emotionalen und der**

psychischen DNS, notwendigen Enzyme, Co-Enzyme, proteolytischen Enzyme, Hormone und alle sonst noch benötigten Enzyme, Stoffe, Gottesflammen und Photonen in göttlich vollkommenem Maße produziert und ausschüttet in mir *(und in all denen, die ich mit einbezogen habe).*
(etwa 5 Sekunden Zeit lassen)

Ich bin die göttliche Gegenwart, die alle lebensspendenden und lebenserhaltenden Depots, ganz besonders alle Hormon- und Enzym-Depots, alle zellerneuernden und zellverjüngenden Depots, in jeder Zelle aller Körper, Systeme, Organe, Körperflüssigkeiten, DNS-Stränge, Gene und Chromosomen, in der Gesamtheit des ganzen menschlichen lebenden Wesens auf das göttlich vollkommene Maß auffüllt und ausschüttet – jetzt, in mir *(und in all denen, die ich mit einbezogen habe).*

Ich bin die göttliche Gegenwart, die jetzt alle zur vollständigen Eliminierung und Auflösung sämtlicher Urheber und Boten aller **Radionuklide** jeglicher Art und deren Auswirkungen im intra- und extrazellulären Bereich, ganz besonders in jeder Zelle der **mentalen und geistigen DNS,** notwendigen Enzyme, Co-Enzyme, proteolytischen Enzyme, Hormone und alle sonst noch benötigten Enzyme, Stoffe, Gottesflammen und Photonen in göttlich vollkommenem Maße produziert und ausschüttet in mir *(und in all denen, die ich mit einbezogen habe).*

(etwa 5 Sekunden Zeit lassen)

Ich bin die göttliche Gegenwart, die alle lebensspendenden und lebenserhaltenden Depots, ganz besonders alle Hormon- und Enzym-Depots, alle zellerneuernden und zellverjüngenden Depots, in jeder Zelle aller Körper, Systeme, Organe, Körperflüssigkeiten, DNS-Stränge, Gene und Chromosomen, in der Gesamtheit des ganzen menschlichen lebenden Wesens auf das göttlich vollkommene Maß auffüllt und ausschüttet – jetzt, in mir *(und in all denen, die ich mit einbezogen habe).*

Ich bin die göttliche Gegenwart, die jetzt alle zur vollständigen Eliminierung und Auflösung sämtlicher Urheber und Boten aller **Radionuklide** jeglicher Art und deren Auswirkungen im intra- und extrazellulären Bereich, ganz besonders in jeder Zelle aller **DNS-Stränge,** notwendigen Enzyme, Co-Enzyme, proteolytischen Enzyme, Hormone und alle sonst noch benötigten Enzyme, Stoffe, Gottesflammen und Photonen in göttlich vollkommenem Maße produziert und ausschüttet in mir *(und in all denen, die ich mit einbezogen habe).*
(etwa 5 Sekunden Zeit lassen)

Ich bin die göttliche Gegenwart, die jetzt jede Zelle aller meiner Egos in den Strom der göttlichen Liebe einbindet.

Ich bin die göttliche Gegenwart, die alle lebensspendenden und lebenserhaltenden Depots, ganz besonders alle Hormon- und Enzym-Depots, alle zellerneuernden und zellverjüngenden Depots, in jeder Zelle aller Körper, Systeme, Organe, Körperflüssigkeiten, DNS-Stränge, Gene und Chromosomen, in der Gesamtheit des ganzen menschlichen lebenden Wesens auf das göttlich vollkommene Maß auffüllt und ausschüttet – jetzt, in mir *(und in all denen, die ich mit einbezogen habe).*

Ich bin die göttliche Gegenwart, die jetzt alle zur vollständigen Eliminierung und Auflösung sämtlicher Urheber und Boten aller **Radionuklide** jeglicher Art und deren Auswirkungen im intra- und extrazellulären Bereich, ganz besonders in jeder Zelle **aller Gene und Chromosome,** notwendigen Enzyme, Co-Enzyme, proteolytischen Enzyme, Hormone und alle sonst noch benötigten Enzyme, Stoffe, Gottesflammen und Photonen in göttlich vollkommenem Maße produziert und ausschüttet in mir *(und in all denen, die ich mit einbezogen habe).*
(etwa 5 Sekunden Zeit lassen)

Ich bitte dich, Meisterin Quan-Yin und euch, ihr Erzengel und Engel des Lichtes, führt alle Urheber und Boten ins Licht hinein, bis jenseits der Nebelwand oder dorthin, wo es gut ist für alle Beteiligten.
Ich danke euch von ganzem Herzen.

Nun bitte ich dich, Meisterin Quan-Yin und euch, ihr Erzengel und Engel vom violetten Feuer, vom rosa und vom gold-rubinfarbenen Licht. Lodert, lodert, lodert mit den Gnadenflammen Gottes durch die gesamten Restenergien, durch alle Requisiten, alle Gegenstände, die noch zurückgeblieben sind oder zurückgelassen wurden. Lodert, lodert, lodert durch alle Reststoffe, alle Giftstoffe, die diese Urheber und Boten aller **Radionuklide** jeglicher Art hinterlassen haben in jeder Zelle aller Körper, Systeme, Organe, Körperflüssigkeiten, DNS-Stränge, Gene und Chromosomen, in der Gesamtheit des ganzen menschlichen lebenden Wesens bei mir *(und bei all denen, die ich mit einbezogen habe).*

Wandelt alles um in Reinheit, Freiheit und Vollkommenheit. Und ich bitte euch, ihr Elohim, stellt den großen Himmelsstaubsauger an und saugt alles in den Lichtkanal hinein bis jenseits der Nebelwand.
Ich danke euch von ganzem Herzen.

Ich bitte dich, Meisterin Quan-Yin und euch, ihr Erzengel und Engel vom violetten Feuer, vom rosa und vom gold-rubinfarbenen Licht: Lodert, lodert, lodert mit den Gnadenflammen Gottes durch alle, durch die Urheber und Boten der **Radionuklide** jeglicher Art veränderten DNS-Stränge, Gene und Chromosomen! Transformiert sie vollständig!

Ich bin die göttliche Gegenwart, die jetzt mit Hilfe des violetten Feuers und allen sonstigen notwendigen Flammen Gottes, alle veränderten DNS-Stränge, Gene und Chromosomen transformiert – jetzt, in mir *(und in all denen, die ich mit einbezogen habe).*

Ich bitte euch, ihr Elohim, stellt den großen Himmelsstaubsauger an und saugt alles in den Lichtkanal hinein bis jenseits der Nebelwand.
Ich danke euch von ganzem Herzen.

Ich bin die göttliche Gegenwart, die alle transformierten DNS-Stränge, Gene und Chromosomen durch göttlich vollkommene DNS-Stränge, Gene und Chromosomen nach dem ursprünglich göttlich vollkommenen Plan ersetzt – jetzt, bei mir *(und bei all denen, die ich mit einbezogen habe).*
(1 Minute Pause)

Ich bin die göttliche Gegenwart, die alle lebensspendenden und lebenserhaltenden Depots, ganz besonders alle Hormon- und Enzym-Depots, alle zellerneuernden und zellverjüngenden Depots, in jeder Zelle aller Körper, Systeme, Organe, Körperflüssigkeiten, DNS-Stränge, Gene und Chromosomen, in der Gesamtheit des ganzen menschlichen lebenden Wesens auf das göttlich vollkommene Maß auffüllt und ausschüttet – jetzt, in mir *(und in all denen, die ich mit einbezogen habe).*

Ich bin die göttliche Gegenwart, die jetzt jede Zelle aller meiner Egos in den Strom der göttlichen Liebe einbindet.

Ich bin die göttliche Gegenwart, die jetzt alle zur vollständigen Eliminierung und Auflösung sämtlicher Urheber und Boten aller **Radionuklide** jeglicher Art und deren Auswirkungen im intra- und extrazellulären Bereich, ganz besonders in jeder Zelle **des Gemütes und des Unterbewusstseins,** notwendigen Enzyme, Co-Enzyme, proteolytischen Enzyme, Hormone und alle sonst noch benötigten Enzyme, Stoffe, Gottesflammen und Photonen in göttlich vollkommenem Maße produziert und ausschüttet in mir *(und in all denen, die ich mit einbezogen habe).*
(etwa 5 Sekunden Zeit lassen)

Ich bin die göttliche Gegenwart, die alle lebensspendenden und lebenserhaltenden Depots, ganz besonders alle Hormon- und Enzym-Depots, alle zellerneuernden und zellverjüngenden Depots, in jeder Zelle aller Körper, Systeme, Organe, Körperflüssigkeiten, DNS-Stränge, Gene und Chromosomen, in der Gesamtheit des ganzen menschlichen lebenden Wesens auf das göttlich vollkommene Maß auffüllt und ausschüttet – jetzt, in mir *(und in all denen, die ich mit einbezogen habe).*

Ich bin die göttliche Gegenwart, die jetzt alle zur vollständigen Eliminierung und Auflösung sämtlicher

Urheber und Boten aller **Radionuklide** jeglicher Art und deren Auswirkungen im intra- und extrazellulären Bereich, ganz besonders in jeder Zelle **der Psyche und des Schmerzkörpers,** notwendigen Enzyme, Co-Enzyme, proteolytischen Enzyme, Hormone und alle sonst noch benötigten Enzyme, Stoffe, Gottesflammen und Photonen in göttlich vollkommenem Maße produziert und ausschüttet in mir *(und in all denen, die ich mit einbezogen habe).*
(etwa 5 Sekunden Zeit lassen)

Ich bin die göttliche Gegenwart, die alle lebensspendenden und lebenserhaltenden Depots, ganz besonders alle Hormon- und Enzym-Depots, alle zellerneuernden und zellverjüngenden Depots, in jeder Zelle aller Körper, Systeme, Organe, Körperflüssigkeiten, DNS-Stränge, Gene und Chromosomen, in der Gesamtheit des ganzen menschlichen lebenden Wesens auf das göttlich vollkommene Maß auffüllt und ausschüttet – jetzt, in mir *(und in all denen, die ich mit einbezogen habe).*

Ich bin die göttliche Gegenwart, die jetzt alle zur vollständigen Eliminierung und Auflösung sämtlicher Urheber und Boten aller **Radionuklide** jeglicher Art und deren Auswirkungen im intra- und extrazellulären Bereich, ganz besonders in jeder Zelle **der Gesamtheit des ganzen menschlichen lebenden Wesens,** notwendigen Enzyme, Co-Enzyme, proteolytischen Enzyme, Hormone und alle

sonst noch benötigten Enzyme, Stoffe, Gottesflammen und Photonen in göttlich vollkommenem Maße produziert und ausschüttet in mir *(und in all denen, die ich mit einbezogen habe).*
(etwa 5 Sekunden Zeit lassen)

Ich bin die göttliche Gegenwart, die jetzt jede Zelle aller meiner Egos in den Strom der göttlichen Liebe einbindet.

Ich bin die göttliche Gegenwart, die alle lebensspendenden und lebenserhaltenden Depots, ganz besonders alle Hormon- und Enzym-Depots, alle zellerneuernden und zellverjüngenden Depots, in jeder Zelle aller Körper, Systeme, Organe, Körperflüssigkeiten, DNS-Stränge, Gene und Chromosomen, in der Gesamtheit des ganzen menschlichen lebenden Wesens auf das göttlich vollkommene Maß auffüllt und ausschüttet – jetzt, in mir *(und in all denen, die ich mit einbezogen habe).*

Ich bin die göttliche Gegenwart, die jetzt alle zur vollständigen Eliminierung und Auflösung sämtlicher Urheber und Boten aller **Radionuklid-Symptome** jeglicher Art in jeder Zelle des gesamten Immunsystems, des Lymphsystems, aller Lymphorgane, Lymphknoten, Lymphflüssigkeiten und allen Transitstrecken, des Blutsystems und des Blutes und allen Transitstecken, des Binde-, Fett-, Muskel- und Sehnengewebes und allen Transitstrecken,

jeder Zelle aller Knochen- und Knorpelsubstanz aller Knochen und Knorpel, jeder Zelle aller Nervensysteme, Nervenzentren, Nervenbahnen, Nervenenden, des Rückenmarks, des Stammhirns, des limbischen Systems, der Großhirnrinde und aller Synapsen, notwendigen Enzyme, Co-Enzyme, proteolytischen Enzyme, Hormone und alle sonst noch benötigten Enzyme, Stoffe, Gottesflammen und Photonen in göttlich vollkommenem Maße produziert und ausschüttet in mir *(und in all denen, die ich mit einbezogen habe).*
(etwa 5 Sekunden Zeit lassen)

Ich bitte dich, Meisterin Quan-Yin und euch, ihr Erzengel und Engel des Lichtes, führt alle Urheber und Boten ins Licht hinein, bis jenseits der Nebelwand oder dorthin, wo es gut ist für alle Beteiligten.
Ich danke euch von ganzem Herzen.

Nun bitte ich dich, Meisterin Quan-Yin und euch, ihr Erzengel und Engel vom violetten Feuer, vom rosa und vom gold-rubinfarbenen Licht. Lodert, lodert, lodert mit den Gnadenflammen Gottes durch die gesamten Restenergien, durch alle Requisiten, alle Gegenstände, die noch zurückgeblieben sind oder zurückgelassen wurden. Lodert, lodert, lodert durch alle Reststoffe, alle Giftstoffe, die diese Urheber und Boten aller **Radionuklide** jeglicher Art hinterlassen haben in jeder Zelle aller Körper, Systeme, Organe, Körperflüssigkeiten, DNS-Stränge, Gene und

Chromosomen, in der Gesamtheit des ganzen menschlichen lebenden Wesens bei mir *(und bei all denen, die ich mit einbezogen habe).*

Wandelt alles um in Reinheit, Freiheit und Vollkommenheit. Und ich bitte euch, ihr Elohim, stellt den großen Himmelsstaubsauger an und saugt alles in den Lichtkanal hinein bis jenseits der Nebelwand.
Ich danke euch von ganzem Herzen.

Ich bin die göttliche Gegenwart, die alle lebensspendenden und lebenserhaltenden Depots, ganz besonders alle Hormon- und Enzym-Depots, alle zellerneuernden und zellverjüngenden Depots, in jeder Zelle aller Körper, Systeme, Organe, Körperflüssigkeiten, DNS-Stränge, Gene und Chromosomen, in der Gesamtheit des ganzen menschlichen lebenden Wesens auf das göttlich vollkommene Maß auffüllt und ausschüttet – jetzt, in mir *(und in all denen, die ich mit einbezogen habe).*

Ich bitte dich, Meisterin Quan-Yin und euch, ihr Erzengel und Engel des Lichtes, löscht die Erinnerung und die Idee der Urheber und Boten aller **Radionuklide** jeglicher Art und deren Auswirkungen in jeder Zelle des Seins in mir *(und in all denen, die ich mit einbezogen habe).*

Ich bin die göttliche Gegenwart, die alle Schockenergien in jeder Zelle aller Körper, Systeme, Organe, Körperflüssigkeiten, DNS-Stränge, Gene und Chromosomen, in jeder Zelle des Gemütes, des Unterbewusstseins, der Seele, der Psyche, des Geistes, in der Gesamtheit des ganzen menschlichen lebenden Wesens umformt in Sicherheit und Geborgenheit, in Liebe, Licht, Freude und Leichtigkeit, in reines Ur- und Gottvertrauen, in mir *(und in all denen, die ich mit einbezogen habe)* - jetzt,

Lieber Vater in mir, lass jetzt die Energien aus meinem Herzen heraus strömen, die in meinem Gehirn *(und im Gehirn all derjenigen, die ich mit einbezogen habe)* die Manifestationen der Urheber und Boten, die **Radionuklide** jeglicher Art betreffend, im Schmerzkörper zur Explosion bringen.
(Nun etwa zwei bis drei Minuten die Energien Gottes aus deinem Herzen strömen lassen)

Ich bitte euch, ihr meine Brüder und Schwestern des Lichtes, sorgt dafür, dass diese Milliarden von Partikeln vom weißen Strom der Gnade aufgenommen werden. Ich danke euch von ganzem Herzen.
Ich bin die göttliche Gegenwart, die mich *(und in all diejenigen, die ich mit einbezogen habe)* in Gottes Schutzkraft einhüllt, für 30 Tage und 30 Nächte.

Und so danke ich dir, du meine geliebte allmächtige Gegenwart Gottes ICH BIN in mir, für deinen Schutz und deine Führung, für alle Segnungen. Ich danke dir, du Geist Gottes, für Liebe, Licht und Heilung. Ich danke allen Erzengeln und Engeln des Lichtes und allen aufgestiegenen Meisterinnen und Meistern des Lichtes und allen himmlischen Helfern. Danke, danke, danke dem höchsten Licht, Vater-Mutter-Gott in mir und dem Christus, der ich bin.

OM. Amen.

Säure – Basen – Haushalt

Ich bitte dich, du meine geliebte allmächtige Gegenwart Gottes ICH BIN in mir, schütze und führe mich, segne mich und mein Tun. Segne meine Familie, alle Menschen, Mutter Erde und alles Sein auf und in ihr und um sie herum. Ich bitte um Liebe, Licht und Heilung für mich *(und für ... – Setze hier die Namen deiner Lieben ein!).*

Alles, was ich für mich erbitte, erbitte ich auch für ... *(Setze hier die Namen deiner Lieben ein! Es geschieht wirklich bei dir und bei allen, die du mit einbeziehst).*

Ich bin die göttliche Gegenwart, die euch, ihr meine Egos *(und ihr Egos all derer, die ich mit einbezogen habe)* **jetzt gebietet: Begebt euch sofort in Gott hinein!**
Ich bin die göttliche Gegenwart, die jetzt jede Zelle aller meiner Egos *(und jede Zelle der Egos all derer, die ich mit einbezogen habe)* **mit Gott verbindet.**

Ich bin die göttliche Gegenwart, die alle lebensspendenden und lebenserhaltenden Depots, ganz besonders alle Hormon- und Enzym-Depots, alle zellerneuernden und zellverjüngenden Depots, in jeder Zelle aller Körper, Systeme, Organe, Körperflüssigkeiten, DNS-Stränge, Gene und Chromosomen, in der Gesamtheit des ganzen menschlichen lebenden Wesens auf das göttlich vollkommene Maß auffüllt

und ausschüttet – jetzt, in mir *(und in all denen, die ich mit einbezogen habe).*

Ich bin die göttliche Gegenwart, die jetzt alle zur göttlichen Vollkommenheit des Säure-Basen-Haushaltes, des **physischen Körpers (Ätherkörpers)**, notwendigen Enzyme, Co-Enzyme, proteolytischen Enzyme, Hormone und alle sonst noch benötigten Enzyme, Stoffe, Gottesflammen und Photonen in göttlich vollkommenem Maße produziert und ausschüttet in mir *(und in all denen, die ich mit einbezogen habe).*
(etwa 5 Sekunden Zeit lassen)

Ich bin die göttliche Gegenwart, die alle lebensspendenden und lebenserhaltenden Depots, ganz besonders alle Hormon- und Enzym-Depots, alle zellerneuernden und zellverjüngenden Depots, in jeder Zelle aller Körper, Systeme, Organe, Körperflüssigkeiten, DNS-Stränge, Gene und Chromosomen, in der Gesamtheit des ganzen menschlichen lebenden Wesens auf das göttlich vollkommene Maß auffüllt und ausschüttet – jetzt, in mir *(und in all denen, die ich mit einbezogen habe).*

Ich bin die göttliche Gegenwart, die jetzt alle zur göttlichen Vollkommenheit des Säure-Basen-Haushaltes, **aller Körper**, notwendigen Enzyme, Co-Enzyme, proteolytischen Enzyme, Hormone und alle sonst noch benötigten Enzyme, Stoffe,

Gottesflammen und Photonen in göttlich vollkommenem Maße produziert und ausschüttet in mir *(und in all denen, die ich mit einbezogen habe).*
(etwa 5 Sekunden Zeit lassen)

Und so danke ich dir, du meine geliebte allmächtige Gegenwart Gottes ICH BIN in mir, für deinen Schutz und deine Führung, für alle Segnungen. Ich danke dir, du Geist Gottes, für Liebe, Licht und Heilung. Ich danke allen Erzengeln und Engeln des Lichtes und allen aufgestiegenen Meisterinnen und Meistern des Lichtes und allen himmlischen Helfern. Danke, danke, danke dem höchsten Licht, Vater-Mutter-Gott in mir und dem Christus, der ich bin.

OM. Amen.

Wesenheiten wegführen

Seit etwa 2010 kommt es verstärkt vor, dass sich Wesenheiten aus einer anderen Welt in den Wohnungen bzw. Häusern aufhalten. Sie ziehen regelrecht ein.
Es kann sein, dass das mit der Schwingungs-Erhöhung der Erde zu tun hat.
Offensichtlich öffnen sich Tore aus einer anderen Welt und heraus kommen eben diese Wesenheiten.

Cornelia war beunruhigt, das ehemalige Zimmer unserer Tochter zu betreten *(Es wird nicht so regelmäßig bewohnt, wie andere Zimmer)*. Wir untersuchten den Fall und Cornelia sah diese Wesen. Sie sind nicht aggressiv, sie kosten aber Energie. Man fühlt sich unwohl, wenn sie in der Wohnung sind. Sie lassen sich immer im Osten einer Wohnung nieder.

Hier kommt die Hilfe:

Ich bitte dich, du meine geliebte allmächtige Gegenwart Gottes ICH BIN in mir, schütze und führe mich, segne mich und mein Tun. Segne meine Familie, alle Menschen, Mutter Erde und alles Sein auf und in ihr und um sie herum. Ich bitte um Liebe, Licht und Heilung für mich *(und meine Familie)*.

Ich bitte dich, Meisterin Quan-Yin und euch, ihr Engel des Lichtes, führt diese Wesenheiten, die sich in meiner Wohnung (Haus) aufhalten, dorthin, wo sie hergekommen

sind, oder ins Licht hinein. Nehmt alles mit, was zu ihnen gehört.
Ich danke euch von ganzem Herzen.

Nun bitte ich dich, Meisterin Quan-Yin und euch ihr Erzengel und Engel vom violetten Strahl, lodert, lodert, lodert mit dem violetten Feuer durch die gesamten Restenergien, durch alle Requisiten, Gegenstände, die noch zurückgeblieben sind, oder zurückgelassen wurden, wandelt alles um in Reinheit, Freiheit und Vollkommenheit. Ich bitte euch, ihr Elohim, stellt den großen Himmelsstaubsauger an und saugt alles in den Lichtkanal hinein, bis jenseits der Nebelwand.
Ich danke euch von ganzem Herzen.

Ich bitte euch, ihr meine Brüder und Schwestern des Lichtes, füllt alle entstandenen Leerräume auf mit Liebe, Licht, Leichtigkeit, mit dem goldenen Licht Gottes und mit den göttlichen Gaben, die gut für mich (uns) sind.
Ich danke euch von ganzem Herzen.

Ich bin die göttliche Gegenwart, die jetzt das lebendige goldene Licht in mir und um mich herum verwirklicht, den ganzen Tag und die kommende Nacht.
Ich bin die göttliche Gegenwart, die jetzt das lebendige goldene Licht in ... *(Setze hier die Namen deiner Lieben ein)* und um sie/ihn herum verwirklicht, den ganzen Tag und die kommende Nacht.

Ich bin die göttliche Gegenwart, die jetzt das lebendige goldene Licht in und um meine Wohnung (Haus) herum verwirklicht, den ganzen Tag und die kommende Nacht.

Und so danke ich dir, du meine geliebte allmächtige Gegenwart Gottes ICH BIN in mir, für deinen Schutz und deine Führung, für alle Segnungen. Ich danke dir, du Geist Gottes, für Liebe, Licht und Heilung. Ich danke allen Erzengeln und Engeln des Lichtes und allen aufgestiegenen Meisterinnen und Meistern des Lichtes und allen himmlischen Helfern. Danke, danke, danke dem höchsten Licht, Vater-Mutter-Gott in mir und dem Christus, der ich bin.

OM. Amen.

Ich habe festgestellt, dass, wenn man die Sätze mit dem lebendigen goldenen Licht täglich spricht, sich keine neuen Wesen einnisten.

Nach einer Woche kannst du vielleicht folgende Formulierung wählen:

Ich bin die göttliche Gegenwart, die jetzt das lebendige goldene Licht in mir und um mich herum verwirklicht, für sieben Tage und sieben Nächte.
Ich bin die göttliche Gegenwart, die jetzt das lebendige

goldene Licht in ... und um sie/ihn herum verwirklicht, für sieben Tage und sieben Nächte.
Ich bin die göttliche Gegenwart, die jetzt das lebendige goldene Licht in und um meine Wohnung (Haus) herum verwirklicht, für sieben Tage und sieben Nächte und darüber hinaus, bis ich aufgestiegen und frei bin.

Abends, vor dem einschlafen

Auch dieses Buch möchte ich mit Spalding beenden. Lies und staune:
„Ich erkenne, dass in mir ein geistiger Körper der Freude ist, immer jung, immer schön. Gemüt, Augen, Nase, Mund und Haut sind schön und geistig, und ich besitze den Körper des göttlichen Kindes, der heute Nacht vollkommen ist."
Wiederhole diese Versicherung und **denke während des Einschlafens** darüber nach.

Morgens sprichst du zu dir, nach dem Aufwachen:
„Nun, liebe/r ... , es wohnt ein göttlicher Alchimist in dir. Der göttliche Alchimist wohnt in meinem eigenen Körper und erschafft fortwährend neue und schöne Kindeszellen. Der Geist der Jugend ist in meinem Körper dieser menschlich-göttlichen Form und alles ist gut. Om, Shanti, Shanti, Shanti.

Inhalt, Buch „Vollkommenheit ist angesagt"

1. Mein Werdegang
2. Erste Schritte zur Selbsthilfe
3. Heilung durch Vergebung
4. Die Macht der Gedanken
5. Eigene Erfahrungen mit der Kraft der Gedanken
6. Abtreibungen und Fehlgeburten
7. Freischneiden
8. Zurückholen der Energie
9. Vergebungsritual
10. Erlösung von kalten Händen und Füßen
11. Verwünschungen
12. Auflösung von Verträgen
13. Erlösung bei Abtreibungen und Fehlgeburten
14. Es werde, sei und bleibe Licht
15. Das violette Feuer der Gnade
16. Chakren-Arbeit
17. Begleiter für jeden Tag
18. Credo

Inhalt, Buch „Heilung-Ich bin bereit"

1. Ego Heilung
2. Wenn du neben dir stehst
3. Das männliche und das weibliche Prinzip
4. Wirbelsäulen-Aufrichtung
5. Die drei Miasmen

6. Enzym-Produktionsstätten und Enzyme
7. Eliminierung der drei Miasmen
8. Myome und Zysten
9. Ausleiten von Schwermetallen etc.
10. Kleinwuchs
11. Epilepsie
12. Wechseljahres-Beschwerden
13. Schutzgitter
14. Verwünschungen
15. Segen und Schutz
16. Aspekte, die dein System ausgelagert hat
17. Reiki
18. Energien und Farben zurückholen
19. Aufhebung der Trennung von Liebe und Sexualität
20. Empfehlungen der Plejadier
21. Das goldene Licht der Zentralsonne
22. Chakren-Meditation
23. Das Licht

Inhalt, Buch „Vollendung“

1. Voraussetzung für sämtliche Auflösungen
2. Eliminierung von Erkältungs-, Entzündungs-, Grippe und sonstigen körperschädigenden Erregern, Viren, Bakterien und Keimen
3. Osteoporose- und Bandscheiben-Heilung
4. Heilung der Kieferknochen und Zähne sowie des Zahnfleisches

5. Heilung der Augen und Ohren
6. Auflösung von körperschädigenden Impfstoffen
7. Auflösung von Schwermetallen (Amalgam-Vorkommen)
8. Auflösung von Kochtopf-Schwermetallen
9. Auflösung von Blei-, Kupfer-, Aluminium- und Teflon- Belastungen
10. Stopp dem Haarausfall
11. Auffüllung der Vitamin-, Spurenelemente-, Mineralien- und Energie-Depots
12. Geldsegnungsgebet
13. Meditation

Inhalt, „Das Juwel erwacht 1"

1. Kapitel 1 für Anfänger
2. Ego
3. Augenheilung
4. Borreliose Erlösung
5. Elemente integrieren und verdichten
6. Entsäuerung des Körpers
7. Hypnotische Prägungen löschen
8. Krebs-Erreger Erlösung
9. Gebet Jesu

Inhalt, „Das Juwel erwacht 2“

Kontakt

Meine E-Mail-Adresse lautet:

lothar-neu@t-online.de

Die meisten Themen sind auch als CD erhältlich.

Danksagung

Mein Dank gilt Vater-Mutter-Gott, dem höchsten Licht, allen aufgestiegenen Meisterinnen und Meistern des Lichtes und allen Erzengeln und Engeln des Lichtes.

Mein Dank gilt meinem Sohn Philipp, Cornelia Quast-Neu, Claudia Ommen und Eugen Erdmann, die mir mit viel Verständnis und Geduld halfen, die Schrift „Das Juwel erwacht 3“ zu vollbringen.

Ich danke für die Rückmeldungen all derer, die sich mir anvertrauten, denen ich mit Hilfe des Himmels helfen durfte und die mich ermutigten, weiterhin diesen Weg zu gehen.